T0290196

# Vidyamala Burch

# Vivir bien con el dolor y la enfermedad

## Mindfulness para liberarte del sufrimiento

Traducción de David González Raga

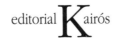

**Título original:** LIVING WELL WITH PAIN & ILLNESS

© 2008 by Vidyamala Burch
Primera edición en Gran Bretaña en 2008 by Piatkus Books
© de la edición en castellano:
2014 by Editorial Kairós, S.A.
Numancia 117-121, 08029 Barcelona, España
www.editorialkairos.com
© de la traducción del inglés: David González Raga

**Revisión:** Amelia Padilla
**Fotocomposición:** Moelmo, SCP, Girona, 53, Barcelona
**Diseño cubierta:** Katrien van Steen

**Impresión y encuadernación:** Romanyà-Valls. Verdaguer, 1. 08786 Capellades

**Primera edición:** Mayo 2014
**Segunda edición:** Febrero 2017
**ISBN:** 978-84-9988-373-1
**Depósito legal:** B 5.773-2014

Este libro ha sido impreso con papel certificado FSC, proviene de fuentes
respetuosas con la sociedad y el medio ambiente y cuenta con los
requisitos necesarios para ser considerado un "libro amigo de los bosques".

*Para Deb y Sona*

*No mires atrás amigo mío,*
*porque nadie sabe cómo empezará de nuevo el mundo.*
*No temas al futuro, porque nada dura eternamente y,*
*si moras en el pasado o en el futuro, te perderás el presente.*

RUMI[1]

# Sumario

**Parte VI**
**Mindfulness en todo momento**                                   **295**

# Agradecimientos

Son muchas las personas que han contribuido a la elaboración de este libro, sin las cuales jamás hubiese visto la luz. Estoy especialmente agradecida a Vishvapani, con quien comparto pasión por el tema, que colaboró conmigo aportando su dedicación, inteligencia y búsqueda de excelencia como editor. Helen Stanton, de Piatkus, también ha sido una presencia muy alentadora durante todo el proceso de escritura, y su experiencia y visión clara han contribuido a mejorarlo. Geoffrey Moorhouse y Marilyn y Michael Dugdale fueron muy alentadores y útiles durante los primeros momentos, cuando buscaba una editorial que se interesara por el libro, contribuyendo a ello muy positivamente. También doy las gracias a Caro Edwards y Bodhaniya por su generosa aportación económica al proyecto; y a Subhuti y Mokshapriya, que me prestaron su *cottage* galés para poder concentrarme en el trabajo, alejada de las distracciones de la vida cotidiana.

La Millennium Commission del Reino Unido becó a personas discapacitadas que quisieran contribuir a la comunidad y me ayudó a emprender, en 2001, el proyecto «Peace of Mind». Dudo que, sin ese apoyo inicial, hubiese podido poner en marcha Breathworks [Respira Vida Breathworks, para el mundo hispanohablante, que fue el nombre con el que posteriormente bauticé el proyecto. Mi más profundo agradecimiento a Sona Fricker y Gary Hennessey (Ratnaguna), cofundadores de Respira Vida Breathworks, con quienes comparto mi aspiración de llevar mindfulness a quienes se hallan sumidos en el dolor, la enfermedad y el estrés, y con quienes he desarrollado gran parte del contenido de este libro.

---

## NOTA

Todas las técnicas y métodos presentados en este libro pueden ser utilizados junto al correspondiente tratamiento médico. Pero, como en modo alguno aspiran a sustituirlo, recomiendo, a quien padezca un dolor sin diagnosticar o cualquier otro síntoma, la búsqueda de un médico o de un terapeuta cualificado.

---

La ayuda de Padmadarshini (Rosey Cole) ha sido fundamental para la elaboración del programa de movimiento consciente. Ella es una excelente profesora de yoga que se ha mostrado muy generosa con su tiempo y talento. También estoy en deuda con Donna Farhi por su profundo análisis de la respiración, especialmente en *The Breathing Book*, que tanto me ayudó a desarrollar el pensamiento que hay detrás del capítulo 7. Gracias también a Pete Moore, del Persistent Pain Programme del Reino Unido, que me proporcionó inspiración para la parte IV.

La doctora Amanda Williams ha apoyado extraordinariamente mi trabajo y me ha ayudado a descubrir formas de abordar científica y médicamente el dolor crónico. Respeto muchísimo su decidido compromiso de responder, con independencia de su causa, a la dimensión humana del dolor y el sufrimiento.

El doctor Jon Kabat-Zinn también se ha mostrado muy generoso con su tiempo y con su apoyo. Conecté con su trabajo cuando, sumida en el dolor, trataba de desarrollar una práctica meditativa eficaz. Su enfoque ha sido, para mí, un auténtico oasis en mitad del desierto.

Estoy profundamente agradecida a Sangharakshita, mi maestro budista, que ha traducido las enseñanzas budistas a un lenguaje accesible a una mujer occidental moderna como yo. Sus enseñanzas, dicho en pocas palabras, han transformado mi vida. Al fundar la Orden Budista Occidental [hoy en día llamada Orden Budista Triratna], estableció una comunidad dentro de la cual me he visto alentada a seguir el camino budista.

Asimismo doy las gracias a mis amigos, familiares y ayudantes personales, que tan pacientes se han mostrado, proporcionándome el tiempo necesario para zambullirme y llevar a buen puerto este proyecto. Estoy especialmente agradecida a mi pareja Sona, que ha sido una fuente de amabilidad y estabilidad. Gracias también a mis padres, que tan amorosa y generosamente me ayudaron a familiarizarme con mi incapacidad. Su ejemplo siempre ha sido para mí un modelo del neozelandés emprendedor y pionero, y han alentado en mí esas mismas cualidades.

Quiero dar las gracias, por último, a todas las personas enfermas y que viven sumidas en el dolor que, a lo largo de los años, han participado en Respira Vida Breathworks. Su valor y apertura me han ayudado a elaborar el material que ahora presento en este libro. Son muchas las personas que han compartido generosamente conmigo las historias que incluyo en este libro y cuyos nombres, en aras de proteger su intimidad, he cambiado.

También estoy muy agradecida por haberme permitido reproducir en este libro los siguientes textos:

«Dove that Ventured Outside», de *The Selected Poetry of Rainer Maria Rilke*, de Rainer Maria Rilke, traducido por Stephen Mitchell, copyright © 1982 de Stephen Mitchell. Usado con permiso de Random House, Inc.

Nos hemos esforzado en identificar y solicitar permiso a los propietarios de los derechos de autor. Prometemos subsanar cualquier error u omisión en futuras ediciones.

# Presentación

Dharmakirti Zuázquita y Josep Adolf Guirao Goris

Estamos enormemente agradecidos a Vidyamala por haber escrito este generoso y empático libro. Dado que hemos tenido oportunidad de conocerla y compartir numerosos momentos con ella, podemos decir que es un libro que se basa en gran parte en la actitud y el compromiso que ella misma adopta a la hora de gestionar su propio dolor crónico y el estrés en su vida.

*Vivir bien con el dolor y la enfermedad* es un libro escrito desde su experiencia, integrando prácticas y enseñanzas budistas de hace más de 2.500 años, el trabajo pionero de Jon Kabat-Zinn e innumerables estudios científicos que revelan, una y otra vez, el poder de transformación de mindfulness y la compasión.

No tengo dudas de que a lo largo de sus páginas muchas personas encontrarán inspiración y aliento, pero también encontrarán herramientas y una guía amable para aplicar y hacer cambios inmediatos en sus vidas.

Quienes tenemos el privilegio de conocer a Vidyamala sabemos, por experiencia, de su optimismo, sabiduría y fortaleza mental y emocional. Sin duda, estar cerca de ella es una experiencia contagiosa e inspiradora. Como maestra de meditación de la Orden Budista Triratna sabe comunicar enseñanzas profundas y complejas en un lenguaje que es sensible y aplicable a los seres humanos en el mundo actual.

Vidyamala es una muestra viva de cómo podríamos evitar el sufrimiento que innecesariamente creamos al reaccionar a nuestra experiencia. Siempre va con su temporizador y varios materiales de apoyos que le ayudan a gestionar y mantener su iniciativa y energía durante el día.

En el año 2007 tuvimos la magnífica oportunidad de conocer su programa en Manchester, y recibimos por parte del equipo de maestros de Breathworks una formación específica para la aplicación de la meditación en la gestión del estrés, el dolor y la enfermedad. En 2008 comenzamos a incorporarlo en la programación de la Comunidad Budista Triratna en España; a partir de ese momento, gradualmente se ha difundido por toda España y ha llegado a Argentina, México, Portugal y Brasil.

Esta experiencia y el gran potencial del programa MBPM* creado por Vidyamala nos llevó a crear la Asociación Respira Vida Breathworks, con base en Valencia, un contexto para difundir este programa en el mundo hispanohablante. La misión principal de Respira Vida Breathworks es hacer accesible mindfulness y compasión en español a cualquier persona, independientemente de sus creencias religiosas, utilizando un lenguaje secular, con el fin de aliviar el sufrimiento y despertar al enorme potencial de autosanación humano.

*Vivir bien con el dolor y la enfermedad* es la base teórica de la cual emerge un formato de curso estándar de ocho semanas. Hasta ahora, hemos impartido varias decenas de estos cursos, además de talleres y retiros, en diferentes países, en distintos ámbitos, con par-

* MBPM: siglas en inglés para Mindfulnes Based Pain Management; en español: Gestión del dolor basado en mindfulness.

ticipantes alentados por diversas motivaciones y condiciones, con un éxito extraordinario. Constantemente nos sorprenden y conmueven los testimonios de la gente al finalizar el curso:

«Un manual de concentrado de sabiduría»,

«Me brindó algo importante: el respeto y dignidad por mi cuerpo sano y enfermo»,

«Creo que la cosa más importante de participar en el curso fue reconocer que mi dolor no me aislaba; de hecho, era mi dolor lo que me hacía más humana»,

«Me ayudó a aceptar mi dolor y agradecer todo lo que tengo. Ser más amable conmigo misma»,

«He ido descubriendo herramientas para la transformación, me ha dado esperanza en la vida y en mí mismo»,

«Porque parece mentira que en solo ocho semanas pueda cambiar tanto la manera de ver la vida, el mundo, a ti mismo. Te enseña a "vivir", que no es poco... ¡Siéntate y siéntete!»

... y tantos otros testimonios que puedes leer en la web: www.respiravida-breathworks.net

Otra expresión de su visión, que se halla claramente reflejada en este precioso libro, es la de formar a otras personas para que puedan llevar y hacer accesibles estas valiosas enseñanzas a más y más seres humanos. Una expresión de esta visión, de Vidyamala, es la formación en el Reino Unido, Australia, Alemania y España de «profesor de mindfulness Respira Vida Breathworks».

Para nosotros es una gran alegría que este libro vea la luz en español, y por ello queremos agradecer a la editorial Kairós su compromiso y valiosa aportación al dar acceso a estas enseñanzas a todo el mundo hispanohablante. Sin duda, confiamos en que este libro pueda ayudar a muchas personas como Vidyamala nos ha ayudado a profundizar y desarrollar nuestra conciencia a través del ejemplo de su vida y sus enseñanzas.

Dharmakirti Zuázquita,
director de la Asociación Respira Vida Breathworks,
miembro de la Orden Budista Triratna,
Breathworks senior trainer

Josep Adolf Guirao Goris,
formador de Respira Vida Breathworks,
profesor de Escuela Enfermería La Fe, Universidad de Valencia

# Prefacio de la edición en castellano

Andrés Martín Asuero

*¡Anicca, Anicca Anica!* [pronunciado «anicha»], suenan como palabras mágicas para quienes hemos hecho algún retiro de meditación Vipassana con S.N. Goenka. Nos recuerdan que la naturaleza de los fenómenos es impermanente, que todo cambia. Con la voz profunda de Goenka, estas palabras adquieren el poder de un mantra, animándonos a estar presentes en la experiencia, sin aferrarnos ni rechazarla, momento a momento. Es la esencia del mindfulness.

Para mí, estas palabras resuenan en uno de los mayores descubrimientos que he tenido con la práctica de mindfulness. Me sobrevino haciendo una meditación *adhitthana* o meditación de «firme determinación». Se trata de permanecer inmóvil, sentado en un cojín con las piernas cruzadas durante una hora, sin abrir los ojos, hasta que suena la campanilla. Aunque pueda parecer fácil, la hora se hace eterna. Pasados tres cuartos de hora, el dolor en las rodillas o en las piernas es el protagonista absoluto y su papel aumenta hasta hacer del tramo final una tortura. Además, la mente se vuelve en contra y uno se empieza a preocupar por si sus rodillas se irán inflamando de forma irreversible. Nunca había deseado tanto el final de una meditación como en mis primeras *adhitthanas*.

A pesar de que soy competitivo y me estimulan los desafíos, con esta práctica me sentía impotente y frustrado, sobre todo al ver a los meditadores experimentados, que se levantaban tan tranquilos, cuando yo acababa con las rodillas entumecidas y doloridas durante un buen rato. Sin embargo, al quinto o sexto intento, se produjo el milagro y la experiencia se transformó de tal manera que la campanilla final me pilló por sorpresa. Pensé que se habían confundido y acortado la práctica, hasta que comprobé que mi reloj marcaba la hora completa. Además, me puse en pie sin ningún dolor, sin tan siquiera un entumecimiento. Noté entonces que una enorme sonrisa de satisfacción iluminaba mi cara y me sentí un iniciado, alguien a quien se le ha desvelado un secreto oculto sobre la naturaleza del dolor y su interacción con la mente. El precio pagado hasta entonces, en forma de penurias y sufrimientos en tantos intentos, me pareció barato, considerando las ventajas que le veía al descubrimiento.

A partir de entonces, he realizado ese ejercicio muchas veces y ya nunca más he sufrido (bueno, casi nunca, a veces la mente se me desboca y vuelven las penurias, como al principio, pero al conocer el mecanismo, ya no me agobio como antes).

Esta experiencia me impactó profundamente y despertó en mí el interés por compartirlo con otras personas. Pero... ¿cómo hacerlo? Para descubrirlo, yo había invertido 10 días de mis vacaciones en un curso de Vipassana en silencio, lo que para muchos puede resultar inconcebible, y no todos los que hacían este curso tenían esta poderosa experiencia. Además, yo no mantenía una vinculación profesional con el dolor o el sufrimiento humano, donde aplicar mi aprendizaje, ya que entonces me ocupaba de gestionar una multinacional. Así que cuando salí del retiro, aunque seguía meditando, mis preocupaciones habituales me reconquistaron.

Pero unos años después surgió la oportunidad. Mi carrera profesional se truncó y, mientras buscaba una nueva orientación, decidí tomarme un año sabático y explorar si podía reinventarme hacia una profesión orientada a promover el bienestar de los demás. Como ocurre en muchos casos de cambio personal, una vez que se identifica lo que se quiere hacer, empiezan a llegar pistas para que eso sea posible. Así, unos meses después conocí el trabajo del doctor Jon Kabat-Zinn y su Clínica de Reducción del Estrés, del Centro Médico de la Universidad de Massachusetts, donde se enseñaba el programa MBSR, de reducción del estrés mediante mindfulness o conciencia plena. Eso era exactamente lo que yo estaba buscando, una metodología con evidencia científica para aliviar el dolor y el sufrimiento moderno llamado estrés. Fui a la Universidad de Massachusetts un par de años después de Vidyamala Burch, la autora de este libro, y al igual que ella, salí fascinado por el rigor y la elegancia del entrenamiento MBSR. Fue una de las mejores decisiones de mi vida gracias a la cual, desde hace 10 años, me dedico a divulgar mindfulness.

Después de mi paso por la Universidad de Massachusetts, mis circunstancias personales y profesionales me orientaron hacia el manejo del estrés y la reducción del malestar psicológico, aunque ocasionalmente tengo relación con personas con dolor físico y he participado en algunos estudios científicos en este campo.

Esta es mi conexión con Vidyamala Burch, el dolor y la práctica de mindfulness, en su versión moderna, ya que la versión tradicional forma parte de técnicas contemplativas monásticas, y eso es otra historia.

Pero vayamos ahora a este libro, que para muchas personas puede ser el mejor regalo que se hagan. Es un libro que condensa la experiencia de Vidyamala Burch en el campo del dolor, que es una experiencia sensacionalmente rica y variada. *Vivir bien con el dolor y la enfermedad* está escrito por una persona que convive con el dolor y que atesora una experiencia personal y una dimensión docente extraordinarias.

Es un libro con rigor científico pero accesible al público en general, con numerosas herramientas y prácticas para abordar el dolor la humanidad y la reverencia a la vida. Personalmente me ha conmovido el coraje con el que la autora se enfrenta a su condición y cómo muestra su grandeza, independientemente de su condición física. Es un ejemplo de cómo incluso en situaciones de dolor intenso y de grave enfermedad, los seres humanos podemos seguir formando parte del milagro de la vida. Un ejemplo inspirador de cómo, en la medida en que se experimenta esta comunión con la vida, surge una armonía y sentimiento de integridad que tiene un profundo impacto sanador en la persona.

Este libro puede parecer minoritario, ya que la mayoría de nosotros no tenemos que convivir con la enfermedad y el dolor, ahora. Pero no olvidemos que, tarde o temprano, casi todos deberemos afrontar dolores agudos o enfermedades, algunos quizá solo pasajeros, pero lo más probable es que muchos sean crónicos. Al igual que una conocida mía que seleccionaba a sus médicos cuando aún estaba sana, ya que consideraba que al enfermar no tendría tiempo ni condición para poder a elegir al mejor profesional, creo que todas las personas deberíamos aprender algunas técnicas que nos preparen a convivir con estas características de la vida humana.

Nuestra reacción al dolor oscila entre el distraernos de él y el luchar contra él. Ninguna de estas estrategias funciona a partir de cierta intensidad de dolor, que es cuando quedamos al amparo de la farmacología, que también tiene sus inconvenientes y limitaciones, no nos olvidemos.

Mindfulness es un poderoso recurso disponible en todo momento, como sustituto o como complemento a las medicinas. Sin embargo, como dijo Einstein acerca de la meditación, este recurso es sencillo, pero no es fácil de aplicar, ya que requiere una aproximación al dolor radicalmente distinta a la que utilizamos a diario. Como bien explica Vidyamala Burch, el abordaje del dolor con mindfulness requiere bastante dedicación, además de la capacidad de cultivar dos actitudes clave: una es de aceptación, y la otra es de amabilidad.

Cuando duele una parte del cuerpo, por lo general intentamos apartar la atención del dolor, que experimentamos como algo desagradable y que queremos rechazar. Sin embargo, con mindfulness lo que hacemos es precisamente lo contrario ya que llevamos la atención al dolor como algo que forma parte de la experiencia de ese momento y que debemos aceptar. Así, pasamos de una orientación desintegradora, el dolor como algo ajeno a mí, a una orientación integradora, el dolor es parte de mí. Este enfoque, que resulta más natural y ajustado a la experiencia, requiere de un gran coraje y de un buen método, como presenta este libro. Solo así se consigue transformar una serie de procesos cerebrales que, por sí solos, aumentarían la sensación de dolor, como reacción mental a la sensación física desagradable.

La segunda actitud clave es la amabilidad, que implica cuidarse y llevar cariño a la zona que duele. Esta actitud es radicalmente distinta de las que imperan en nuestra cultura de resistir el dolor, abandonarse o luchar contra él, abordajes todos ellos que conllevan emociones de miedo, tristeza o rabia que generan cortisol (la hormona del estrés) y aumentan la tensión muscular, amplificando la sensación de dolor. Con la amabilidad, actuamos a modo de bálsamo en la zona dolorida, cuidándonos a un nivel muy profundo de la mente.

Esta combinación de aceptación, primero, y amabilidad, después, frente al dolor solo se consigue con disciplina y práctica. Es necesario familiarizarse con ejercicios sencillos pero potentes, que repetidos con constancia vayan facilitando estados mentales de mayor apertura e integración, transformando gradualmente la experiencia.

Para entrenarse siempre es mejor hacerlo en grupo, por ello Vidyamala Burch fundó su programa Breathworks (en España: www.respiravida.net) especializado en aplicar mindfulness a personas con dolores crónicos y enfermedades. Si usted no puede o no le interesa participar en un programa presencial, con este libro podrá hacer su propio entrenamiento. Pero recuerde que esta aproximación al dolor es un entrenamiento sistemático de la mente y precisa de constancia y rigor para obtener resultados. No es una solución rápida y milagrosa.

Finalmente, quiero tratar otro beneficio que me ha aportado la lectura de este libro. Como aquí tan bien se explica, la experiencia del dolor físico suele estar asociada a emociones y sentimientos que producen pensamientos de tipo catastrofista, preocupaciones o sentimientos de culpa, combinando todo ello para crear una experiencia extraordinariamente penosa. Además, el dolor crónico afecta de forma negativa tanto a los hábitos de vida como a la capacidad de relacionarse con otras personas, lo que genera aún más sufrimiento. Así, es habitual que alguien con dolor crónico tenga una sensación de soledad e incomprensión.

Este proceso es semejante al dolor psicológico, que sufrimos todos los seres humanos de forma más o menos cotidiana y en mayor o menor medida. La combinación de emociones intensas con pensamientos de tipo obsesivo hacia los problemas genera molestias en el cuerpo conformando ese cuadro que llamamos estrés.

Creo que la explicación que presenta este libro para entender el dolor físico es ilustrativa y útil para otros procesos de malestar, como los de tipo psicológico que suelen estar asociados también con dolor físico. En ambos casos, la clave para reducirlo está en la comprensión íntima de los mecanismos mente-cuerpo que trascienden la voluntad humana, pero que son accesibles de forma indirecta mediante prácticas contemplativas. Estas prácticas, como mindfulness, nos permiten recuperar la salud en la mente para luego difundir esta salud a nivel mas integral, aunque tengamos que convivir con el dolor o la enfermedad y las limitaciones que ello supone.

Una persona sana es una persona completa, aunque tenga limitaciones físicas. Puede ser eficaz en sus tareas, puede relacionarse desde su salud con los demás y, sobre todo, puede ser feliz, como nos demuestran los últimos estudios científicos. Esta sería para mí la intención fundamental con la que abordar este libro: explorar la posibilidad que cada persona tiene de recuperar la dignidad, la armonía y su humanidad, aunque tenga que convivir con determinadas limitaciones físicas. Al final, creo que eso es lo que de verdad importa en la vida, independientemente de que se conviva con el dolor.

ANDRÉS MARTÍN ASUERO,
autor de *Con rumbo propio, disfruta la vida sin estrés*
y fundador del Instituto EsMindfulness SL
(www.esmindfulness.com)

# Prólogo

Doctora Amanda C. de C. Williams

Aunque el dolor sea una experiencia universal y afecte, en consecuencia, a todo el mundo, muchas personas todavía no lo entendemos y para su explicación apenas si contamos con conceptos adecuados. Yo llevaba 20 años trabajando en el campo del dolor (fundamentalmente en terapia grupal con métodos cognitivo-conductuales) y había realizado varias investigaciones sobre la eficacia de los métodos cognitivo-conductuales cuyos resultados fueron publicados. Eran muchas las cosas que había aprendido de los varios miles de pacientes que habíamos tratado en INPUT, la unidad de gestión del dolor del St Thomas' Hospital de Londres, donde había dirigido varias investigaciones y, en consecuencia, estaba familiarizada con la literatura y los resultados de la investigación. Cuando conocí, sin embargo, a Vidyamala y su trabajo, tal y como lo presenta en este libro, mi conocimiento sobre la psicología del dolor se adentró en una nueva dimensión.

Gran parte de las dificultades que acompañan a la conceptualización del dolor se derivan del profundo dualismo que aqueja al pensamiento occidental, según el cual el espíritu autónomo flota libre, observando y organizando el cuerpo en el que supuestamente reside. Esta es una forma de pensar que no solo genera confusión, sino que obstaculiza también el logro de una visión integral del ser humano. Partiendo de filosofías no occidentales, estas nos ofrecen una visión más eficaz e inevitablemente simplificada de los complejos y recurrentes procesos que subyacen a la experiencia del dolor. *Vivir bien con el dolor y la enfermedad* toma tales ideas y algunas de las prácticas y posturas que las acompañan y las aplica al problema de vivir con el dolor de un modo inspirador y práctico. Este libro ilustra perfectamente el espíritu de curiosidad, responsabilidad y honestidad científica que tiene en cuenta los aspectos más interesantes de nuestra comprensión. Este es el espíritu que alienta la filosofía y la práctica de mindfulness y los métodos de meditación característicos de muchos abordajes alternativos y complementarios al problema del dolor.

El dolor es un sistema de alarma sumamente eficaz, porque llama de inmediato nuestra atención, pero no se limita a advertirnos de la presencia de un posible peligro externo. Lo que nosotros experimentamos es un equilibrio de señales procedentes, por una parte, de lo que ocurre tanto fuera como dentro de nuestro cuerpo y de lo que nuestro cerebro considera, por la otra, prioridades merecedoras de nuestra atención. Y, como sucede con cualquier sistema complejo, este equilibrio puede verse fácilmente interrumpido, activar falsas alarmas, amplificar el dolor, sobrestimar las amenazas o desviar la atención hacia un dolor que resulta ya demasiado familiar. Pero, por más real que el dolor sea, siempre tenemos un margen de maniobra para desidentificarnos de la amenaza, la ansiedad y la insistencia del dolor o, dicho de otro modo, para cambiar nuestra relación con él.

Conocí a Vidyamala en 2004, varios años después de que me hubiese escrito preguntándome por el mejor modo de valorar su trabajo con Respira Vida Breathworks, y tenía muchas ganas de conocer su visión del campo de la gestión del dolor. Su propuesta me pareció modélica, porque no basta con que uno esté convencido de la validez de su enfoque, sino que debe esforzarse también en fundamentarlo empíricamente. Su trabajo, sobre el que hablaba apasionadamente, se hallaba motivado por sus pacientes y por su curiosidad científica y la necesidad de demostrar, tanto a sus pacientes como al entorno más amplio del tratamiento del dolor, la calidad de su abordaje.

Son muchas las pruebas que, con el paso del tiempo, han ido acumulándose acerca de la eficacia de esta forma de gestionar el dolor. Aunque uno de los primeros estudios sobre mindfulness, llevado a cabo por Jon Kabat-Zinn y su grupo,[1] implicaba a personas con dolor crónico/continuo, la literatura de investigación al respecto no empezó a cobrar fuerza hasta varias décadas más tarde, fundamentalmente gracias a los estudios del Bath Pain Management Centre.[2] Desde el comienzo, Vidyamala y sus colegas mostraron mucho interés en evaluar su trabajo grupal y, muy especialmente, en tratar de entender el proceso gracias al cual mindfulness modifica la experiencia del dolor y su impacto sobre quien lo padece. Ella nos recuerda que el significado del término «rehabilitar» es el de «re-habitar» y que todos los métodos presentados en este libro sirven para que, con independencia del dolor que uno pueda estar experimentando, siempre sea posible dejar de huir y de bloquear los mensajes de nuestro cuerpo y aprender a re-habitarlo de un modo más armónico y relajado.

Las personas con dolor, a las que la literatura médica se refiere con términos como inactividad, evitación, desconfianza y rechazo de la vida cotidiana, suelen describir su experiencia como una «lucha con el dolor» o el empeño en «tratar de no sucumbir al dolor». Pero, como esa es una lucha que, en última instancia, nunca puede «ganarse» y está abocada al fracaso, suelen experimentar su vida como un continuo campo de batalla. Este libro, muy al contrario, señala el camino que hay que recorrer para hacer las paces con el dolor, entenderlo, encontrar un terreno común y hasta plantar flores en él. No solo contiene descripciones y discusiones muy útiles sobre la meditación y otras prácticas relacionadas en el contexto del dolor crónico, sino que también incluye un relato sincero para superar resistencias y actitudes perversas, y secciones muy detalladas sobre posturas físicas que tienen en cuenta el dolor. Vidyamala conoce por experiencia propia las dificultades que acompañan al dolor (tengamos en cuenta que, como el dolor le impide permanecer sentada mucho tiempo, se vio obligada a escribir este libro en sesiones relativamente cortas) y no transmite un falso consuelo, sino aceptación y amabilidad. Y describe sus esfuerzos con humor, afecto y comprensión, las mismas cualidades que muestra al escuchar a los demás.

Este es uno de los libros más generosos y empáticos que jamás haya leído. Son muchas las cosas que puede enseñar a cualquier lector con una mente abierta. En él encontrarán, lectores con y sin dolor, elocuentes descripciones de las trampas que nos acechan cuando nos empeñamos en evitar lo que no nos gusta de nuestra vida. Vidyamala aporta una voz intuitiva a una descripción completa, aunque no por ello despojada de sentido crítico, tanto de mindfulness como de la teoría y práctica de la meditación. Ella utiliza sus propias experiencias, en especial su experiencia del dolor, sin caer en el ensimismamiento o el solipsismo. Su descripción de la experiencia de vivir con el dolor es cualquier cosa menos distante y mística. Se trata, por el contrario, de una visión muy viva, conectada y consciente de sí y de los demás. Recuerdo especialmente el modo en que esto se puso de manifiesto en un taller abarrotado de público que se llevó a cabo, en 2006, durante un encuentro celebrado en la British Pain Society. Vidyamala y sus colegas, Gary y Sona, llamaron la atención de médicos, fisioterapeutas, psicólogos, enfermeras y demás al presentar su trabajo, responder a preguntas e invitar a los presentes a realizar varios ejercicios de mindfulness.

Cuando me escribió por vez primera, en 2001, Vidyamala dijo: «Me gusta este trabajo y me siento muy conmovida e inspirada por las personas con las que me encuentro». Y eso mismo fue exactamente lo que me pasó al conocerla, el deseo sincero de compartir, la capacidad de integrar en una imagen mayor los pormenores de la lucha de quienes conviven con el dolor, las distintas dimensiones de la ayuda y las ganas de proporcionar toda la ayuda que ella y sus colegas puedan ofrecer. Aunque Vidyamala y su equipo parecen haber creado de la nada tanto el curso como los recursos empleados por Respira Vida Breathworks, lo cierto es que su enfoque se basa en sus creencias, su aplicación y su compromiso emocional, el mismo espíritu, en suma, que ha dado luz este libro.

Doctora Amanda C. de C. Williams,
profesora de Psicología clínica y de la salud
Escuela Universitaria de Londres

# Introducción: El uso de este libro

En un pequeña librería de Londres descubrí, en 1990, un libro titulado
*¿Quién muere?*[1] Incluía ejercicios para ayudar a las personas a apro-
ximarse a la enfermedad y la muerte con una conciencia atenta orien-
tándose *hacia* su experiencia; y un capítulo se centraba concretamente
en el modo de trabajar con el dolor físico. Yo lo leí con avidez. Llevaba 14 años malviviendo con el dolor debido a una lesión medular
y, mientras lo leía, me sentí muy aliviada. Había descubierto un enfoque que, por vez primera, sabía intuitivamente que era cierto.

Esa fue, aunque llevaba varios años meditando, la primera vez
que encontré una guía explícita sobre el modo de meditar con el dolor físico. Lo que más claro e interesante me resultó fue el mensaje
de apertura y aceptación amable del dolor, que tanto contrastaba con
el enfoque habitual, empeñado en vencerlo y superarlo. Yo escuché
este mensaje y empecé a aplicarlo a mi caso, porque sabía por experiencia que el hábito profundamente arraigado de luchar con el dolor
no hacía más que intensificarlo y quería, de una vez por todas, acabar con esa lucha.

Este libro está dedicado a todos los que se encuentran en la misma situación de esa joven asediada que anhelaba descubrir nuevas
formas de vivir con el dolor, la enfermedad y otras dificultades con-
tinuas, sea cual sea su causa. Lo he escrito con la esperanza de que
pueda ayudarte del mismo modo en que a mí me ayudó *¿Quién mue-*

*re?* y los muchos otros libros y maestros con los que, durante mis 20 años de práctica de mindfulness, he tenido la suerte de estudiar. Mindfulness es un tipo especial de conciencia atenta y afectuosamente comprometida con cada momento de la vida que, para mí, se convirtió en un auténtico salvavidas. Me ha enseñado a ser creativa y a no responder reactivamente a mis estados mentales y emocionales. Esto me ha llevado a rendirme y familiarizarme, de forma madura y pacífica, con mi situación. Todavía tengo dolor, pero el dolor generado por mi lucha con el dolor se ha aliviado y mi calidad de vida ha mejorado más allá de lo que jamás hubiese podido imaginar.

En el año 2004, cofundé Breathworks, una organización sin ánimo de lucro destinada a ofrecer estrategias basadas en mindfulness a personas que viven sumidas en el dolor, la enfermedad y el estrés. Nosotros enseñamos el método que presentamos en este libro, en general, a grupos de entre 10 y 15 personas, que se reúnen semanalmente en 8 ocasiones. Las personas con las que me encuentro siempre me inspiran. Cuando los seres humanos se enfrentan a sus problemas reales y no les queda más remedio que profundizar, su nobleza interna suele salir a flote. Fueron muchas las lecciones que aprendí de mí mientras observaba a las personas acercándose poco a poco, semana tras semana, a una vida que merecía ser vivida.

A menudo me han pedido, durante los años que llevo dirigiendo Respira Vida Breathworks, materiales para que quienes no están en condiciones de asistir a un curso puedan beneficiarse de la magia de mindfulness. Este libro es, en parte, una respuesta a esa demanda y espero que el lector lo encuentre interesante y útil. Lo he escrito con una fuerte sensación del modo en que me sentía durante todos los años en que me enfrenté, por vez primera, al aislamiento generado por la incapacidad y el dolor crónico y con pocas habilidades para ayudarme. Son muchos los errores en los que, en los años posteriores, he incurrido, pero también son muchas las lecciones valiosas que he aprendido, y, si este libro sirve para que unas pocas personas descubran una forma más sencilla de atravesar su periplo por el dolor y la enfermedad, sentiré que mi trabajo ha merecido la pena.

## Cómo usar este libro

Este libro está dividido en secciones que cubren desde los principios de un planteamiento que nos enseña a vivir atentos con el dolor y la enfermedad hasta una guía y ejercicios prácticos.

### Principios

La **Parte I** empieza relatando mi propia historia de vivir con el dolor. En ella, contemplo la naturaleza del dolor y describo el modo en que mindfulness nos enseña a establecer, con él, una nueva relación.

La **Parte II** explora mindfulness y el modo en que, por más lesionado o enfermo que se halle nuestro cuerpo, contribuye a recuperar nuestra totalidad.

### Guía práctica

La **Parte III** nos enseña a restablecer contacto con nuestro cuerpo utilizando la respiración consciente y el movimiento consciente.

La **Parte IV** explora con detenimiento la meditación y proporciona una serie de consejos útiles.

La **Parte V** presenta tres prácticas de meditación formal.

La **Parte VI** se centra en cómo aplicar mindfulness a la vida cotidiana.

La experiencia me ha enseñado la importancia de llevar mindfulness a todos los aspectos de la vida. Sus beneficios se verán atenuados si, pese a meditar, pierdes conciencia durante el día y tu dolor se intensifica si no prestas atención al modo en que mueves tu cuerpo o te quedas atrapado en hábitos de habla o pensamiento destructivos. Por ello, el programa de mindfulness aquí presentado abarca todos los aspectos de tu vida, desde la respiración hasta la conciencia corporal, el movimiento consciente, la transformación de la mente y de las emociones a través de la meditación y la aplicación de mindfulness a la vida cotidiana. Nadie practica mindfulness perfectamente, pero si lo aplicas a todas las facetas de la vida, abrirás la puerta, con independencia de lo imperfecta que sea tu práctica, a una vida mucho mejor.

Aunque el foco de atención principal de este libro se centre en el dolor físico, las técnicas de mindfulness son útiles para cualquier tipo de enfermedad. No solo te ayudan a gestionar tu energía y tu fatiga, sino que también mejoran tu calidad de vida. Son técnicas tan relevantes para el sufrimiento mental y emocional como para el estrés, la ansiedad y la depresión.

Como sé, por experiencia propia, lo difícil que resulta, para una persona que se halla sumida en el dolor, leer un libro largo, denso y pesado, he dividido este en breves secciones para que el lector pueda profundizar y avanzar a su ritmo. Quizás quieras comenzar con la exploración de la respiración y el movimiento de la Parte III o con las prácticas meditativas de la Parte V, pero los demás capítulos te ayudarán a entender mejor lo que estás haciendo.

Convertir mindfulness en un aspecto esencial de tu vida requiere práctica. El Apéndice 1 incluye una guía semanal que facilita el aprendizaje sistemático de los distintos ejercicios presentados en este libro. Esto te ayudará a sacar el máximo provecho y esbozar un programa satisfactorio y continuo que puedas ejercitar a lo largo de varias semanas.

Las instrucciones de este libro te guiarán en estas prácticas. Yo recomiendo el uso de las meditaciones guiadas que he grabado y que el lector interesado puede conseguir en CD o descargarse del sitio web de Respira Vida Breathworks (www.respiravida-breathworks. net). También puedes descargar o solicitar ahí folletos con instrucciones útiles sobre el programa de movimiento consciente y el programa de aplicación a las actividades cotidianas.

La expresión latina *carpe diem* significa «¡aprovecha el día!», una actitud que se halla muy presente en aquellos de nosotros cuyas vidas se han visto esencialmente limitadas por el sufrimiento. Espero que este libro te ayude a abordar, con un corazón abierto y bondadoso, todos los momentos de todos los días de tu vida.

**Parte I**

# Una nueva relación con el dolor

# 1. Mi viaje al momento presente

Acababa de cumplir 23 años cuando fui de visita a casa de mis padres en Wellington (Nueva Zelanda) para pasar las vacaciones de Navidad. A primera hora de la mañana del día de Año Nuevo me despertaron los golpes en la ventana de mi habitación de un amigo que se ofrecía para llevarme de vuelta en coche a Auckland, donde yo vivía. Todavía con resaca de la fiesta de la noche anterior, me levanté tranquilamente, dejé una nota a mi familia y me quedé dormida en el asiento del lado del conductor. Lo siguiente que recuerdo fue haber despertado en un coche destrozado y con el rostro ensangrentado de Tim a mi lado. Se había quedado dormido al volante y el coche se había estrellado contra uno de los postes de telégrafos que escoltaba la carretera. Me dolía el hombro, el cuello y el brazo y tenía un espantoso dolor de espalda. También recuerdo, además del dolor, unos cuantos sonidos. Como trasfondo, más allá de los gemidos de Tim, escuchaba un sonido familiar... hasta que acabé dándome cuenta de que se trataba de mis propios gritos.

Seis años antes de ese accidente de automóvil había recibido, durante una práctica de socorrismo en una piscina, un golpe en la espalda que me lesionó la columna, que ya tenía constitucionalmente débil. Eso me obligó a pasar varios meses con el cuerpo escayolado, a sufrir dos grandes operaciones y no poder asistir a la escuela durante casi un año. Y, aunque finalmente me recuperé, todavía tenía dificultades, debido al dolor físico, para seguir funcionando. Ahora un accidente de automóvil acababa de machacar mi debilitado cuerpo. Una ambulancia nos llevó al hospital donde me dijeron que tenía una clavícula rota, latigazo cervical, conmoción cerebral, una muñeca dislocada y un espantoso dolor de espalda. Todavía tuvieron que pasar un par de años para que los rayos X revelasen que el accidente me había fracturado la columna, un diagnóstico que puso fin a cualquier expectativa de vivir libre de dolor crónico. Desde entonces, y de ello hará ya unos 30 años, el dolor, a veces muy intenso, ha formado parte, de manera más o menos continua, del escenario de mi experiencia.

El dolor crónico ha sido calificado como la moderna epidemia silenciosa. El estudio de 2004 titulado *Pain in Europe* informaba de que una de cada siete personas vive, en el Reino Unido, con un gran dolor a largo plazo y que esa tasa alcanza, a escala europea, a una de cada cinco.[1] Esa situación describe la vida de muchas personas que se sienten aisladas y desesperadas y creen ser una carga para su familia, sus amigos y sus compañeros de trabajo. Muchos han perdido el trabajo o se han visto diagnosticados, debido al dolor, de depresión y, en uno de cada seis casos, el dolor es tan intenso que quieren morir. Un tercio afirma haber experimentado dolor todos los minutos de su vida, siete días por semana. Y algo parecido sucede en el caso de los Estados Unidos, en donde cerca de 83 millones de personas afirmaron, en el año 2000, que el dolor afectaba negativamente a su participación en el mundo laboral y en otras actividades.[2]

Este libro no es una guía sobre los tratamientos médicos que pueden aliviar el dolor. Tiene que ver con lo que sucede si, pese a hacer caso de los consejos médicos, el dolor sigue presente, que es lo que habitualmente sucede con las personas aquejadas de dolor crónico. ¿Es posible que, en lugar de sumirnos en la desesperación y la depresión, respondamos creativamente al dolor? Mi propio viaje al dolor ha estado ligado a la práctica de la conciencia atenta y de las enseñanzas budistas, que tantas cosas claras, prácticas y relevantes nos enseñan sobre la experiencia del dolor que acompaña a muchas de las enfermedades que hoy en día experimentamos. En los últimos años, he estado compartiendo este enfoque con personas que experimentan dolor crónico y amigos que se han interesado por el aprendizaje de la gestión del dolor basada en la atención plena que hemos denominado Respira Vida Breathworks. Pero, antes de comenzar a describir este enfoque, me gustaría relatar una experiencia que siguió al accidente que, desde entonces, ha marcado mi vida.

Pocos meses después del accidente, volví a trabajar, pero la columna me dolía y me encontré finalmente luchando con el dolor físico y emocional. Al cabo de un par de años de lucha busqué, accediendo a los ruegos de mi madre, consejo médico y me recomendaron, para ver si las cosas mejoraban, un par de meses de reposo completo en cama. Pero cuando al final renuncié, haciendo caso a ese consejo, a toda actividad, acabé hundiéndome. Los años en que había estado forzando mi cuerpo se cobraron entonces su peaje y pasaron meses hasta que pude recuperar la fortaleza necesaria para levantarme.

Había llegado el momento de hacer balance. Antes del accidente había estado progresando en mi carrera, como editora de imagen y sonido, sin importarme pasar la noche despierta trabajando cuando se acercaba una fecha de entrega. Me gustaba mi trabajo y me servía para mantener la mentira –tanto ante mí como ante los demás– de que estaba en condiciones de seguir con la misma actividad de siempre. Había definido mi identidad basándola en mi trabajo y ahora resultaba que no podía trabajar.

Después de varios meses en cama sin experimentar ninguna mejoría física, otro médico se ofreció a infiltrarme esteroides en las articulaciones de la columna, pero no hicieron más que provocarme un dolor intenso y problemas para orinar. Pronto estuve tan enferma que mi vejiga dejó de funcionar y me vi obligada a ingresar en un hospital en donde, después de colocarme un catéter, me llevaron, para mantenerme en observación, a la unidad de cuidados intensivos neuropsicológicos. Y, mientras permanecí tendida en cama, me quedé desconcertada, porque me encontraba entre pacientes que estaban recuperándose de hemorragias cerebrales y tumores cerebrales. Jamás había estado entre personas tan enfermas. Estaba realmente aterrada.

Después de una de esas exploraciones de los médicos me vi obligada, para evitar complicaciones, a permanecer sentada las 24 horas del día. Llevaba meses sin sentarme, pero en esa ocasión no me quedaba más alternativa. Fue una noche larguísima en la que sentí que estaba al borde de la locura y sin dejar de escuchar, en mi interior, el diálogo entre dos voces, una que decía: «No puedo soportarlo. Enloqueceré. No podré soportar esto hasta mañana», y otra que replicaba: «Tendrás que aguantarlo. ¿Te queda acaso otro remedio?». Eran voces que no dejaban de discutir, como un disco que se repetía con una intensidad cada vez mayor. Pero, como tan a menudo sucede, del caos salió algo nuevo. Sentí una claridad muy poderosa y una tercera voz que decía: «Deja de empeñarte en llegar hasta mañana. Basta con que llegues al momento presente».

Cuando escuché esa tercera voz, mi experiencia se vio inmediatamente transformada y la tensión que, hasta entonces, había estado torturándome, dio paso a una gran expansión. Y, cuando me di cuenta, pero no de un modo intelectual, sino con la médula de mis huesos, de que la vida solo puede desplegarse en el instante presente, entendí que el presente siempre es soportable y saboreé la confianza que acompaña a ese conocimiento. Entonces, el miedo se desvaneció y me relajé.

Cuando, esa noche, me desperté en la cama del hospital, advertí que parte de mi tormento no se derivaba tanto de lo que estaba experimentando en el presente, sino del miedo al futuro, es decir, de los episodios de dolor que creía que me depararía el futuro. Sin entender muy bien lo que había ocurrido, supe que se trataba de algo extraordinario Era una experiencia visceral que, como las réplicas de un terremoto, reverberaba en todo mi ser impregnando mi cuerpo, mis sentimientos y mis pensamientos con el aroma de la libertad.

Esa larga noche sedente supuso un punto de inflexión en mi vida. Lo que esa noche vi superó mis defensas y me mostró una forma de ser completamente diferente. Fue como si la brújula de mi vida apuntase súbitamente en una nueva dirección y mi comprensión, hábitos y actitudes se hubiesen reorientado en consecuencia. Fueron necesarios muchos años de vivir con el dolor crónico para acabar integrando, en mi vida cotidiana, estas lecciones de un modo sostenible y práctico. Durante varios años, mi vida había girado en torno a la sencilla dicotomía entre dolor (que es indeseable) y ausencia de dolor (que es deseable). Pero, por más increíble que pueda parecer, me di cuenta de que el problema no era el dolor crónico con el que vivía. Lo que realmente me hacía sufrir era mi *resistencia* al sufrimiento, es decir, los millones de veces que mi mente y mi corazón se empeñaban en decir: «No quiero que esto me suceda». Esa era la verdadera raíz de mi sufrimiento.

El cambio desde una actitud de enfrentamiento a la aceptación ha sido lento y gradual y debo dar las gracias, por ello, a técnicas como mindfulness y la meditación, que tanto me han ayudado a trabajar con mis estados mentales. Tuve mi primera experiencia de meditación cuando, sin considerarme una persona especialmente religiosa, recibí la visita del capellán del hospital. Era un hombre muy amable que se sentó junto a mi cama, me sostuvo la mano y me dirigió a través de una visualización que empezó invitándome a evocar un momento en el que hubiese sido feliz. Mi mente se remontó entonces a un periodo de vacaciones que pasé, como una adolescente despreocupada enamorada de la belleza de las altas montañas, en la isla del sur de Nueva Zelanda. Gracias a ello, hice el profundo descubrimiento de que, por más dañado que se hallara mi cuerpo, mi mente todavía estaba entera y podía experimentar paz.

Cuando salí del hospital, supe que mi carrera cinematográfica había concluido. De algún modo, había descubierto nuevos valores y objetivos y anhelaba recuperar la paz que había experimentado cuando, la noche que pasé en la unidad de cuidados intensivos, me relajé en el presente y llevé a cabo la práctica de la meditación que el capellán me sugirió. Cada día, pasaba horas tumbada en la cama escuchando cintas de meditación guiada, tratando de descubrir el sentido de las cosas. Y es que, aunque mi mundo externo se había restringido, mi mundo interno, por el contrario, estaba floreciendo.

Mi viaje me llevó al Auckland Buddhist Centre y, finalmente, al Taraloka Women's Retreat Centre, de Shropshire (Inglaterra), donde viví cinco años. Poco a poco fui tornándome más consciente del mundo que me rodeaba. Aprendí a permanecer con mi experiencia, por más dolorosa que fuese, y a habitar mi cuerpo de un modo amable y directo.

Aprender a vivir con el dolor ha transformado completamente mi vida. Poco a poco he ido aprendiendo a enfrentarme a la realidad que, como ahora sé, no solo incluye el dolor y las limitaciones físicas de mi cuerpo, sino muchas otras cosas tan útiles como hermosas. Cuando me resisto al dolor y trato de bloquearlo, bloqueo también la belleza, mientras que, cuando me abro al dolor, abro también la puerta a emociones tan ricas como el amor, la ternura y la sensibilidad. La vida es agridulce y, cuando renunciamos a la expectativa de que sea maravillosa o terrible y la mantenemos con un corazón abierto a la delicada combinación de ambas dimensiones, nos relajamos y abrimos más todavía. Esta apertura y sensibilidad a nuestra situación nos convierte en personas más amables, tolerantes y mucho más abiertas a los demás.

## Sufrimiento primario y sufrimiento secundario

El enfoque planteado en este libro se deriva de lo que aprendí durante esos años en que, sumida en el dolor crónico, trataba de vivir conscientemente. Una idea básica giraba en torno a la necesidad de distinguir dos tipos de dolor o sufrimiento. En primer lugar, existe la sensación corporal desagradable llamada «sufrimiento *primario*» y, en segundo lugar, las mil formas de resistencia, a menudo simultáneas, a las sensaciones físicas, mentales y emocionales, que configuran lo que se denomina «sufrimiento *secundario*».

Esta distinción nos proporciona una clave para vivir adecuadamente con el dolor crónico, porque nos muestra el modo de hacer cambios. Es probable que te descubras trabajando equivocadamente con el dolor. Empeñarte en superar o eliminar un dolor que, debido a las circunstancias o la salud, es inevitable, es un intento condenado al fracaso. Aceptar pasivamente, por otra parte, el sufrimiento secundario, te lleva a experimentar una aflicción innecesaria. Pero si, por el contrario, diferencias esos dos estratos del dolor, puedes identificar los hábitos de resistencia que provocan el sufrimiento secundario. Cambiar esos hábitos alivia, a veces espectacularmente, este tipo de sufrimiento. Entonces puedes descubrir el modo de volver a vivir creativamente con la sensación de controlar la situación.

### INGRID

El otoño pasado mi migraña empeoró. Cuando te escuché, decidí dejar de escapar del dolor y empecé a aproximarme a él. Dejé de culparme, me enfrenté al miedo y me acerqué amablemente al dolor. Gracias a ello mis migrañas mejoraron mucho.

## La gestión del dolor basada en mindfulness (MBPM)\*
## y el enfoque Respira Vida Breathworks

Jamás he olvidado la experiencia que, durante mi juventud, tuve en un hospital cuando me sentía terriblemente sola, y, después de muchos años de práctica de meditación y mindfulness y de miles de horas tratando de ser consciente mientras estaba sentada o tumbada en un cuerpo dolorido, finalmente sentí que tenía algo que ofrecer a quienes atravesaban crisis parecidas. Sabía que mindfulness funcionaba, solo necesitaba esbozar un programa que pudiese ayudar a los demás.

Para ello, seguí el ejemplo de Jon Kabat-Zinn que, en 1979, puso en marcha la Stress Reduction Clinic y el Center for Mindfulness de la Facultad de Medicina de la Universidad de Massachusetts y elaboró el programa de reducción del estrés basado en mindfulness (REBM). Se trata de un programa por el que, desde entonces, han pasado cerca de 16.000 personas, muchas de ellas con enfermedades crónicas.[3] En el año 2001 asistí a uno de sus retiros, en donde reconocí la presencia de Jon y sus habilidades como maestro, así como su experiencia en este sentido.

Ese mismo año empecé a esbozar lo que ha acabado convirtiéndose lentamente en Respira Vida Breathworks, un programa de gestión del dolor basado en mindfulness. Con mis colegas Ratnaguna y Sona Fricker dirigí cursos para personas que viven con el dolor, y más recientemente hemos adaptado el programa a quienes se enfrentan al estrés y problemas como la ansiedad, la depresión y la fatiga. También hemos formado a personas que puedan dirigir este programa, y la comunidad Respira Vida Breathworks ofrece, en va-

---

\* Mindfulness Based Pain Management. *(N. del T.)*

rios países, nuevas formas de aprendizaje a distancia a quienes se ven condenados, debido al dolor, a permanecer en casa y no pueden asistir a un curso. Este libro es un paso más en el proceso de compartir lo que aprendí durante esos dolorosos, aunque extraordinarios, años.

Conecté con mindfulness gracias a mi compromiso con el budismo, que lo explora con gran detenimiento. El capítulo 3 proporciona el fundamento budista en el que originalmente se desarrolló la práctica de mindfulness; pero no es necesario ser budista para seguir y entender las técnicas y principios que aquí presento. Son muchas las filosofías[4] que subrayan el cultivo sabio y bondadoso de la atención al momento presente, algo accesible, independientemente de sus convicciones y sustrato religioso, a cualquier persona.

Mindfulness es útil sea cual sea nuestra condición. Muchas personas que padecen dolor crónico no han recibido un diagnóstico claro, lo que puede resultar muy confuso, pero el enfoque basado en mindfulness no se ocupa de la causa de tu dolor. Lo que le importa, con independencia del diagnóstico, es tu *experiencia* del dolor. Pero, aunque no podamos encontrar una causa simple del dolor, siempre podemos encontrar formas más adecuadas de gestionarlo. El asunto consiste en dejar de mirar hacia otro lado y prestar atención, por más doloroso que sea, a la totalidad de tu experiencia. La práctica de esta conciencia se denomina «mindfulness» y las técnicas que en este libro presentamos son ayudas que favorecen tu atención. Y cuanto más exactas y detalladas son tus percepciones, más fácil resulta desentrañar el complejo tapiz de tu dolor y de tu resistencia y abrir el espacio de tu cabeza y de tu corazón. De este modo, puedes cambiar la relación con tu sufrimiento primario y atenuar el sufrimiento secundario que acompaña al dolor crónico. Aunque esto no es algo que suceda de una vez por todas, porque la resistencia volverá a presentarse muchas veces, pero, con la práctica, aprenderás a interrumpir el ciclo de tensión, reacción y sufrimiento y reemplazarlo por otro de bondad, conciencia y libre elección.

Mindfulness puede ser practicado junto a otros tratamientos, y yo animo a todo el mundo a que, mientras aprende mindfulness, busque la ayuda, si le parece apropiado, tanto de las terapias convencionales como de las alternativas. He trabajado con personas que no han tenido dolor durante mucho tiempo y otras que no han dejado de experimentarlo en décadas. A nuestros cursos de mindfulness han asistido desde personas con cáncer terminal que estaban recibiendo quimioterapia, hasta otras que solo querían conocer formas de vivir mejor el tiempo de vida que les quedaba. El único requisito es que uno se halle lo suficientemente motivado y preparado para comprometerse con las prácticas y métodos planteados en este libro.

Siempre digo, a los que participan en mis cursos, que creo en la realidad de su sufrimiento (lo que, dicho sea de paso, puede resultar muy liberador) y les aliento a asumir su responsabilidad. No necesitas esperar, para emprender la práctica de mindfulness, a que los médicos concluyan tu tratamiento o tu exploración. A decir verdad, no hay tiempo que perder y no es necesario que esperes. Puedes empezar ahora mismo. ¿A qué estás esperando?

# 2. ¿Qué es el dolor?

Merece la pena que, antes de emprender el programa Respira Vida Breathworks, nos preguntemos si el enfoque basado en mindfulness se adapta a la moderna comprensión médica del dolor. ¿Tiene sentido trabajar con el dolor crónico en relación a las reacciones y resistencias? Esta es una pregunta cuya respuesta nos obliga a prestar atención a una cuestión más básica que muchas personas con dolor crónico jamás se han preguntado: ¿Qué es el dolor?

El sentido común afirma que el dolor es el resultado de un daño corporal. En el siglo XVII, el filósofo francés René Descartes desarrolló un modelo del dolor basado en un modelo simple que lo consideraba el resultado de «tirar de la cuerda». Y es que, del mismo modo que tocamos una campana tirando de la cuerda de la torre de una iglesia, Descartes creía que el tejido dañado en el cuerpo es una especie de tirón que provoca, en el cerebro, una sensación de dolor. Siguiendo a Descartes, los médicos occidentales llevan siglos considerando el dolor como una sensación que la neurología puede explicar. La intensidad del dolor es, desde esta perspectiva, directamente proporcional al grado de lesión del cuerpo, lo que significa que personas distintas, que sufren el mismo daño, experimentan el mismo dolor. Y si no podemos encontrar una causa física evidente, el paciente debe ser acusado de simulación.

Las opiniones sobre el dolor de la última mitad de siglo han experimentado un cambio espectacular en la medida en que los científicos han descubierto que implica a la totalidad de la persona –es decir, que incluye tanto al cuerpo como a la mente–, y la investigación que emplea métodos nuevos y cada vez más sofisticados ha puesto de relieve las complejidades que ello entraña. El cuadro profesional de especialistas del dolor integrados en la International Association for the Study of Pain (IASP) ha llegado a una definición del dolor que actualmente utilizan, para valorar los problemas de dolor físico, la mayoría de los profesionales sanitarios. Según esta definición, el dolor es «una experiencia sensorial y emocional desagradable asociada a una lesión tisular real o potencial o que se describe en términos de tal daño».[1] Y más adelante añaden que «el dolor siempre es subjetivo».[2]

Lo fundamental es que el dolor es una *experiencia*. Como sabe cualquiera que padece dolor crónico, se trata de una experiencia profundamente personal y los científicos están descubriendo que son muchas las variables que afectan a nuestra experiencia del dolor. Las emociones, creencias y actitudes de nuestra sociedad y de nuestra cultura y nuestra experiencia pasada desempeñan un papel en el modo en que percibimos esa experiencia llamada «dolor».[3] En este libro utilizo el término «dolor» en un sentido muy amplio para referirme a cualquier experiencia desagradable que posea una dimensión física, sin importar que esté causada por la enfermedad, una lesión, el estrés o la emoción, y esbozo formas de vivir, independientemente de su causa, con la experiencia del dolor. También describiré los resultados de la moderna investigación sobre algunos de los mecanismos fisiológicos que provocan dolor, un conocimiento cuya utilidad conozco por experiencia propia. Estas explicaciones impiden que la ansiedad intensifique el dolor.

## Dolor agudo y dolor crónico

Hay dos grandes modalidades de dolor, el dolor agudo y el dolor crónico. El **dolor agudo** es el que experimentas después de una lesión. Si te golpeas un dedo del pie o tocas algo caliente, experimentas un dolor agudo que es una consecuencia directa de una señal de dolor procedente de los músculos, los huesos, los ligamentos o la piel. Este dolor forma parte del sistema de alarma integrado del cuerpo, e indica que se encuentra sometido a un ataque y que necesitas proteger el área dañada y dejar que cure. Probablemente veas una inflamación, como un cardenal, un quiste o una ampolla, y sientas dolor en el punto lesionado. Después de la lesión se disparan, en las células y tejidos afectados, todo tipo de respuestas físicas y químicas destinadas a restañar el daño. Gran parte de la curación se completa en el plazo de seis semanas, tiempo durante el cual se atenúa el dolor agudo, y, al cabo de unos seis meses, los tejidos lesionados acaban curando. El dolor agudo también aparece sin lesión evidente como sucede, por ejemplo, en el caso de un dolor de estómago debido a un empacho o al dolor de cabeza que sigue a una resaca.

El **dolor crónico**, llamado también *dolor persistente* o *dolor a largo plazo*, es el que dura tres meses o más[4] y, en ocasiones, hasta décadas. Aunque haya quienes digan: «¡Tengo un dolor crónico de cabeza!», utilizando equivocadamente la expresión «crónico» como si significara «grave», su verdadero significado es el de «duradero». Hay veces en que el dolor crónico aparece después de una lesión y persiste, de manera inexplicable, después de la curación del tejido dañado. O puede iniciarse sin razón evidente y concreta. Si el dolor prosigue, aun en ausencia de daño físico continuo, su experiencia se convierte en un problema médico conocido como «síndrome del dolor crónico».

Aunque los expertos difieran en el modo en que explican los diferentes tipos de dolor crónico,[5] todos ellos coinciden en que se trata de algo complejo y multifacético. Hay dolores causados por daño tisular manifiesto que perduran en el tiempo como ilustran, por ejemplo, los casos de la artritis y el cáncer. El dolor está causado por procesos físicos continuos que se producen en la zona lesionada o por degeneración articular, lo que parece ser una causa clara de sensaciones desagradables.

El **dolor neuropático**, por su parte, no depende tanto del daño tisular como del sistema nervioso y puede ser confuso, sin que la exploración médica normal evidencie causa orgánica alguna. A veces, este dolor de origen nervioso es provocado por daño o lesión neuronal, en la columna vertebral o el cerebro, pero, en otras, el dolor sigue sintiéndose aun cuando el daño se ha restañado y el tejido ha cicatrizado. Los médicos creen que el sistema nervioso responde a la experiencia dolorosa aumentando su capacidad para procesar señales de dolor, del mismo modo que, para enfrentarse a una tarea importante, un ordenador reserva recursos extra. En tal caso, el sistema nervioso central puede llegar a sensibilizarse y exacerbar el más pequeño dolor. También podemos considerar al sistema nervioso como un amplificador de las sensaciones dolorosas. Cuando desarrollas dolor crónico es como si hubieses subido a tope el dial de ese amplificador.

Hay veces en que el dolor neuropático asume la forma de sensaciones inusuales, como una descarga eléctrica, una sensación de calor o de agua en la zona o una percepción corporal distorsionada. Yo suelo experimentar, en este sentido, una sensación de quemazón en la planta de los pies, o como si me derramasen gotas de cera caliente en la espinilla sin que haya, en esas zonas, daño tisular alguno. Otro ejemplo de dolor neuropático es el llamado «dolor del miembro fantasma», que consiste en un dolor proveniente de un miembro amputado. En estos casos, la sensación dolorosa es el fruto de un daño neuronal o de señales que, de algún modo, se confunden. Un ingeniero diría que el dolor neuropático es más eléctrico que mecánico.

Lo importante es que el dolor neuropático *es real* y que, cuando es intenso, puede resultar demoledor. Uno podría creer que, como no hay causa orgánica aparente, es uno quien está generando ese dolor, pero el mundo médico cada vez tiene más claro que el dolor neuropático es causa de verdadero sufrimiento y que puede resultar muy desagradable.

Son muchas las posibles causas del dolor crónico, como problemas mecánicos debidos a una enfermedad como la artritis, tensiones musculares derivadas de una mala postura, el deterioro natural propio del envejecimiento o la hipersensibilidad del sistema nervioso.

Mi experiencia recoge todas estas descripciones científicas de las causas del dolor crónico. Yo siento daño mecánico, tensión debida a viejas heridas, lesiones y operaciones neuronales, y también experimento la hipersensibilidad del sistema nervioso, como si el dolor se hubiese convertido en su entorno por defecto. A veces pienso en este dolor crónico como un «ruido blanco» completamente inútil que está continuamente presente en el trasfondo de mi vida, como si estuviese en una habitación con una radio desintonizada que produce susurros y chisporroteos y un constante zumbido.

## La investigación actual sobre el dolor crónico

Gran parte de la investigación que actualmente está llevándose a cabo sobre la experiencia del dolor emplea las modernas técnicas de imagen. En los últimos años, técnicas como la tomografía de emisión de positrones (TEP) y la imagen de resonancia magnética nuclear funcional (RMNf) han permitido a los científicos escanear, por vez primera, el funcionamiento del cerebro mientras se está realizando un experimento. Los resultados de esas técnicas, que nos proporcionan imágenes del cerebro en el mismo momento en que la persona está recibiendo un estímulo doloroso, por ejemplo, demuestran lo compleja que es la percepción del dolor. El cerebro da sentido a los estímulos del cuerpo generando una imagen o representación, a la que los científicos denominan *neuromatriz*, y compara las señales entrantes con lo que esperaban, utilizándola como guía para determinar la localización, calidad e intensidad de una amenaza e ignorando simultáneamente otras sensaciones familiares como el contacto con la ropa o la piel. Pero el dolor no es una experiencia normal y, dejando de lado otras demandas, captura la atención del cerebro. Esto afecta a las sensaciones, la discriminación y las emociones y los escáneres llegan a mostrar cambios, ligados a su extrema sensibilidad, en el cerebro de quienes conviven con el dolor crónico.

Son muchas las creencias que ponen en cuestión una comprensión más compleja del dolor. Alguien, por ejemplo, podría creer que, si una persona tiene dolor de espalda, el escáner RMN permitirá a los médicos ver la causa del problema. De hecho, en un estudio en el que se escaneó a una serie de personas *sin* dolor de espalda, el 64% de ellas presentaban problemas discales,[6] mientras que, en otro estudio realizado con personas con dolor de espalda, el 85% de ellas no evidenciaban ningún daño.[7] La investigación también ha demostrado una gran variabilidad interindividual en la percepción del dolor. El escáner cerebral de dos individuos sometidos al mismo estímulo doloroso puede evidenciar actividades cerebrales completamente diferentes.[8]

Una teoría muy asentada del dolor es la llamada «teoría de la compuerta» esbozada, durante la década de los 1960, por Patrick Wall (conocido neurocientífico especializado en el estudio del dolor) y su colaborador Ronald Melzack.[9] Ellos sugerían la existencia, en las articulaciones nerviosas, la médula espinal y los centros cerebrales destinados al dolor, de una especie de «compuertas». Para que uno experimente dolor, esas compuertas deben estar abiertas, y eso es lo que sucede cuando una persona sana se ve lesionada. Los mensajes del dolor son un signo para proteger esa parte del cuerpo, lo que favorece su curación. Y esas compuertas pueden también estar cerradas, lo que supone la atenuación o desaparición del dolor. Y eso es precisamente lo que ocurre cuando, en el caso de una persona sana, la curación se completa.

Abrir y cerrar estas compuertas es un proceso complejo que se ve afectado por estados emocionales, por la actividad mental y el lugar hacia el que uno dirige su atención. Otra variable importante es que el cerebro espere dolor o esté predispuesto a detectar un daño o una tensión. Entonces se abren los caminos (o compuertas) del dolor para que el cerebro no se pierda nada, lo que amplifica la experiencia del dolor. Las personas con dolor crónico suelen gestionar adecuadamente su dolor, pero un aumento súbito e inesperado de dolor se siente mucho peor debido al miedo provocado por un nuevo daño. La ansiedad también abre o mantiene abiertas esas compuertas.

Muchos investigadores están buscando formas para que, quienes viven con dolor crónico, puedan cerrar esas compuertas y su sistema nervioso y recuperar, en consecuencia, el funcionamiento normal. El entrenamiento en mindfulness puede ser una forma de hacer esto porque tranquiliza el sistema mental, físico, emocional y nervioso y nos permite recuperar el equilibrio.

## Trabajar con el dolor

La visión del dolor proporcionada por esta investigación incluye la mente, el cuerpo y el entorno. Como dice Patrick Wall:

El dolor puro nunca se registra como una sensación aislada. El dolor siempre va acompañado de emociones y de significado, lo que explica que cada dolor sea único. La palabra «dolor» se refiere a una clase que combina elementos sensoriales y emocionales. La clase contiene muchas formas de dolor diferentes, cada una de las cuales constituye una experiencia personal y única de quien sufre.[10]

La conciencia creciente de la complejidad del dolor ha enseñado a los médicos que su tratamiento debe implicar a la totalidad de la experiencia. El modelo *biopsicosocial* del dolor, ampliamente utilizado en la gestión del dolor crónico, sugiere que el modo en que la persona se enfrenta al dolor depende de factores biológicos, psicológicos y sociales. Esto ha llevado a los médicos a desarrollar programas multifacéticos de gestión del dolor: cursos intensivos, que habitualmente se llevan a cabo en hospitales, que proporcionan ayuda para que la persona pueda gestionar los muchos modos en que se ve afectada por el dolor. Esta es una información muy interesante para un amplio abanico de profesionales que va desde los psicoterapeutas hasta los anestesistas, los terapeutas ocupacionales y los psicólogos.

A esta modalidad pertenece el programa de gestión del dolor basado en mindfulness, que combina la visión científica del dolor con la comprensión, proporcionada por mindfulness y la meditación, de la naturaleza de la experiencia. Estas prácticas hunden sus raíces en la tradición budista, pero aumentan la comprensión científica de los muchos modos de proporcionar formas de aprender a responder constructivamente al dolor. En el siguiente capítulo exploramos mindfulness y el modo en que funciona, recurriendo a una historia contada por el mismo Buda.

# 3. Las dos flechas

La historia de las dos flechas fue contada, por vez primera, por el Buda, que vivió en el norte de la India hace 2.500 años y pasó su temprana vida adulta investigando su mente a través de la contemplación y la meditación. A los 35 años alcanzó el estado que los budistas denominan «iluminación» o «despertar» y que él describió como una liberación mental y emocional completa que le proporcionó una comprensión profunda de la experiencia humana. Luego dedicó el resto de su vida a transmitir sus enseñanzas; y los métodos que utilizó para aleccionar a los corazones y las mentes de sus discípulos han acabado configurando el núcleo de la tradición budista.

Aunque habitualmente se describe como una religión, el budismo también puede ser entendido como un estilo de vida. Más que preocuparse, por ejemplo, por la creencia en un dios creador, su enseñanza es fundamentalmente pragmática y experiencial. La reflexión y la meditación budista implican el examen cuidadoso e instante tras instante del proceso exacto de la experiencia; y su filosofía y práctica están despertando un interés cada vez mayor en los psicólogos y médicos occidentales.[1]

La enseñanza del Buda aspira a llegar a un acuerdo con el sufrimiento. Su punto de partida es que el sufrimiento constituye una parte esencial de la experiencia humana, la cual constituye el núcleo de nuestra aflicción. Aunque nadie quiere sufrir, todo el mundo experimenta, en una u otra medida, el zarpazo del sufrimiento. El Buda sugiere que, más que empeñarse en eliminar o evitar el sufrimiento, la persona sabia aprende a *cambiar su relación con él*. Obviamente, uno debe tratar de librarse del sufrimiento como sucede, por ejemplo, cuando comes porque tienes hambre o tomas un analgésico para eliminar el dolor de cabeza. Pero la persona sabia también sabe que es imposible eliminar el dolor crónico, el dolor intratable o el dolor que acompaña a una enfermedad terminal (como el dolor existencial que forma parte de la condición humana) y que la solución que, para ello, se necesita es mucho más profunda.

En el texto que cuenta la historia de las dos flechas, el Buda nos proporciona una guía práctica para cambiar nuestra relación con el dolor. Cuando alguien le preguntó por la diferencia entre la respuesta al dolor de una persona sabia y de una persona ordinaria, el Buda apeló a la metáfora de las dos flechas:

> Cuando la persona ordinaria experimenta una sensación corporal dolorosa se preocupa, se angustia y se siente afligida. Entonces siente dos tipos de dolor, el dolor físico y el sufrimiento mental. Es como si se viese atravesada por una flecha e, inmediatamente después, por una segunda y experimentase el dolor de ambas.[2]

Esta imagen describe perfectamente mi propia experiencia del dolor. Yo tengo una sensación corporal desagradable, en mi caso, el dolor de espalda. Esa es la primera flecha. Pero, inmediatamente después, es como si me viese asediada por el miedo, la tristeza, la ira, la ansiedad y otras emociones estresantes parecidas. Esta es la segunda flecha, lo que significa que, además del dolor físico, ahora experimento un sufrimiento adicional. ¡De hecho, a menudo siento una descarga completa de flechas adicionales! La tristeza y la pena son respuestas sanas y adecuadas al dolor, pero cuando te dominan, se tornan más complejas y problemáticas. No son solo una respuesta al dolor, sino que generan, a su vez, un sufrimiento adicional. Como dice el mismo Buda:

> Después de haber sido tocado por una sensación dolorosa, la persona se resiste y resiente al dolor. Desarrolla aversión hacia el dolor y su mente acaba obsesionándose por esa tendencia subyacente de resistencia y resentimiento hacia la sensación dolorosa.

Parece que la mente humana lleva un par de milenios atrapada en el mismo surco. La segunda flecha es fruto de nuestro empeño en alejarnos de la primera, el dolor físico. Paradójicamente, el esfuerzo de resistirnos al dolor significa que tu energía se queda atrapada hasta que «la resistencia subyacente» se convierte en un hábito en el que incurrimos, sin saber muy bien por qué, una y otra vez. Según mi propia experiencia y la de quienes han asistido a los cursos de Respira Vida Breathworks, esa resistencia al dolor es la causa fundamental del sufrimiento y de la angustia, es lo que nos lleva a vernos atravesados por una segunda flecha; y lo mismo podríamos decir de cualquier problema intratable, independientemente de que sea de naturaleza física o mental.

El Buda explica con más detalle el comportamiento provocado por esa resistencia del siguiente modo:

> Tocada por la sensación dolorosa, la persona ordinaria se empeña compulsivamente en distraerse, a menudo a través de la búsqueda del placer. ¿Por qué? Porque no conoce otra forma de escapar de esa sensación dolorosa. Así es como la mente acaba obsesionada por la tendencia subyacente al deseo de distraerse.

Cuando oí esto por primera vez, no coincidía con mi respuesta principal al dolor, que no consistía tanto en reemplazarlo por el placer como en alejarme de él a toda costa. Por ello era más probable que, en lugar de apelar al chocolate, emprendiese una pelea. Pero la reflexión profunda me llevó a darme cuenta de que elegía la lucha porque, por más perverso que pueda parecer, las discusiones me parecían más divertidas que el simple hecho de experimentar dolor. Cuando, con independencia del camino concreto que elija, uno se distrae de este modo, erige una barrera que le separa de la experiencia desagradable. Pero, por más sensible que en ese momento parezca, acaba estableciendo más y más estratos de resistencia, como aquel que, corriendo, pretende distanciarse de su sombra.

Si prestas atención a tu experiencia, no tardarás en descubrir las versiones preferidas de distracción compulsiva en que incurres cuando tratas de alejarte de tus sentimientos dolorosos: desde «placeres» como el tabaco, el chocolate, las drogas psicoactivas, el alcohol y las compras, hasta otras actividades más sutiles, como discutir o comprometerse obsesivamente en actividades de limpieza o aseo.

Es importante advertir que el Buda no estaba sugiriendo que todo placer sea malo. La vida atenta y consciente resulta más llevadera, libre, divertida y satisfactoria. En realidad, la «distracción» atenta y consciente –que consiste en vaciar conscientemente tu mente de cosas– puede resultar, cuando uno se halla sumido en el dolor, una estrategia muy interesante. Cuando el Buda habla de la búsqueda del placer, se refiere al empeño ciego en incurrir compulsivamente en distracciones y hábitos de inconsciencia y evitación profundamente asentados. Pero la resistencia no tarda en convertirse en un hábito y, por la misma razón, la distracción compulsiva acaba convirtiéndose en una obsesión.

Son muchas las formas en que trato de distraerme de mi dolor de espalda. Además de discutir, paso muchas horas navegando por internet, dando vueltas de un lado a otro de la casa como un tigre enjaulado, tomándome tazas y más tazas de té y contemplando el contenido del frigorífico sin saber muy bien cómo he llegado hasta allí. Todos esos estados van acompañados de tensión y cansancio y puede suponer un extraordinario esfuerzo poner fin a cualquier cosa que esté haciendo y volver a una sensación más completa y consciente de mí misma. Como dice el Buda, estos hábitos compulsivos de evitación son muy estresantes:

> Desbordada y sometida al dolor (a través de la resistencia y la distracción compulsiva) la persona ordinaria se ve enfrentada al sufrimiento y el estrés.

La batalla con el dolor, que es vivida a través de la resistencia, la aversión y la obsesión, genera sufrimiento y estrés. Yo me «uno» (y hasta me encadeno) al dolor y a mis reacciones al dolor. Y cuando hablo de cadena me refiero a la acepción más literal del término, como si llevase una piedra atada al tobillo. Cuando reacciono compulsivamente al dolor (a través de la evitación o la obsesión) siento como si realmente me hallase encadenada. Y, antes de darme cuenta de ello, toda mi experiencia se asemeja a una densa red de impulsos y tendencias conflictivas. Resumiendo:

◇ Primero aparece la experiencia del dolor, las sensaciones desagradables básicas, lo que el Buda llamaba «la primera flecha» y yo he denominado *sufrimiento primario*.

◇ Luego viene la respuesta, cargada de aversión, resistencia y resentimiento, al sufrimiento.

◇ A continuación, tratas de escapar del sufrimiento recurriendo a estrategias compulsivas de distracción y evitación.

✧ Pero todos esos intentos de escapar del dolor desembocan paradójicamente en un estado perturbado hasta que, finalmente, te ves atado o encadenado al sufrimiento y el estrés, que acaba dominando tu vida y obsesionando tu mente. Esto es lo que el Buda denominaba «segunda flecha» y yo he bautizado como *sufrimiento secundario.*

## Bloqueo y desbordamiento

El examen detenido de mi propia experiencia y las conversaciones con las personas que experimentan dolor crónico me han permitido advertir la presencia, en mi conducta cotidiana, de pautas recurrentes de resistencia. Estas pautas pueden agruparse en las dos tendencias de *bloqueo* y *desbordamiento.* Creo que el lector podrá descubrir a cuál de ellas se adapta su propia receta de estrategias de evitación.

### Bloqueo: Resistencia y evitación evidentes

Cuando tratas de escapar de algo que te desagrada, puedes sentirte inquieto, frágil y manejado, como si «no pudieras detenerte». Entonces te quedas atrapado en las distintas adicciones con las que te esfuerzas en bloquear compulsivamente el dolor (alcohol, tabaco, drogas psicoactivas, compras, chocolate, trabajo, hablar, dormir, etcétera). De este modo, cada vez que el dolor irrumpe en tu experiencia te ves impulsado a apelar a tus «drogas» preferidas, y, antes de darte cuenta, estás dando vueltas y más vueltas, como el hámster en su noria, a la evitación, la ansiedad y el pánico.

## Sofoco: Obsesión y desbordamiento

Pero también puedes sentirte preocupado y desbordado por el dolor. Entonces pierdes la perspectiva y sientes como si el dolor te sofocase, como si toda tu experiencia se limitase a él. También puedes sentirte agotado y deprimido y tener dificultades para funcionar. Quizás no te quede claro que la sensación de verte desbordado por el dolor es una forma de resistencia, pero debes tener en cuenta que se deriva del deseo subyacente de no sentir lo que estás sintiendo.

Una pauta habitual consiste en tratar de escapar frenéticamente del dolor apelando, para bloquearlo, a todo tipo de estrategias de evitación. Esta es una reacción que puedes mantener un rato, pero tiene un coste, porque resulta muy agotadora y acaba consumiendo tu capacidad de seguir huyendo. Tus defensas se rompen, te sientes extenuado y el dolor irrumpe de nuevo en tu conciencia, a menudo con una intensidad feroz. En ese momento es cuando tiendes a irte al otro extremo y, sintiéndote desbordado, acabas colapsándote. Cuando el dolor domine tu experiencia, probablemente pierdas la perspectiva y te olvides de que, aparte del dolor, hay más cosas en tu vida. A veces uno llega a sentir que se ha *convertido* en dolor. Al cabo de un tiempo, sin embargo, recuperas tu energía y tus recursos y te sientes nuevamente activo. Durante un rato te sientes más equilibrado, pero, sin darte cuenta, vuelves a escuchar el chirrido habitual de la noria que acompaña a las pautas compulsivas de evitación y distracción. Y así vives, sumido en un círculo tan inevitable como deprimente.

Estas tendencias se expresan de manera diferente en diferentes personas. La mayoría vivimos con problemas de salud crónicos que oscilan entre el bloqueo y el desbordamiento. Puedes atravesar un largo ciclo entre ambos extremos o experimentar, por el contrario, los dos polos en ciclos más cortos que ocurren varias veces al día o incluso de un momento al siguiente.

## SUFRIMIENTO PRIMARIO
### (Primera flecha)
dolor crónico/enfermedad
(en el sentido de sensaciones básicas desagradables)

# RESISTENCIA

## SUFRIMIENTO SECUNDARIO
### (Segunda flecha)

| BLOQUEO | DESBORDAMIENTO |
|---|---|
| • tensarte ante las sensaciones desagradables<br>• inquietud<br>• incapacidad de «detenerte»<br><br>• sentirse motivado<br>• adicciones diversas como:<br>  – comida<br>  – tabaco<br>  – alcohol<br>  – drogas psicoactivas<br>  – no parar de hablar<br>  – trabajar mucho | • sentirte desbordado por sensaciones desagradables<br>• agotamiento<br>• inactividad física que conduce a disfunción, debilidad muscular, etcétera<br>• renuncia<br>• pérdida de interés-ambigüedad |
| • sentirte emocionalmente frágil y nervioso<br>• ansiedad<br>• irritabilidad<br>• negación<br><br>• estar «en la cabeza», no en el cuerpo<br>• manifiestamente controlador | • sentirte emocionalmente embotado y pasivo<br>• depresión<br>• lástima por uno y mentalidad de víctima<br>• tendencia a convertirlo todo en una catástrofe y pérdida de perspectiva<br>• verte dominado por la experiencia física<br>• pérdida de iniciativa<br>  – retiro<br>  – aislamiento |

Figura 1. Las dos flechas del sufrimiento primario y del sufrimiento secundario

Las dos flechas    **69**

## La respuesta sabia

Según el Buda, existe una respuesta alternativa a las sensaciones corporales dolorosas, que es la respuesta de la persona sabia:

> Cuando la persona sabia experimenta sensaciones corporales dolorosas, no se preocupa ni se angustia ni se siente inquieta. Esa persona experimenta dolor físico, pero *no* sufrimiento mental. Es como si se viese atravesada por una flecha, pero no por una segunda, de modo que solo experimenta el dolor de aquella.

Pero aun la persona sabia, es decir, la persona que está en paz consigo misma y vive en armonía con la condición humana, experimenta la primera flecha. El sufrimiento es una parte ineludible de la experiencia, y, si no se trata del dolor físico, es el dolor provocado por la separación de una persona querida, el dolor que acompaña a las situaciones que nos resultan desagradables o las dificultades propias del envejecimiento. Un amigo me dijo recientemente que, cuando sus hijos nacieron, sentía un amor extraordinario por ellos, pero también experimentaba el dolor de saber que la vida les depararía situaciones difíciles. Su perfección de recién nacido se vería necesariamente golpeada y, más allá de proporcionarle cuidado y cobijo, no podría hacer nada para impedirlo. Estoy seguro de que muchos padres conocen esa dimensión dolorosa y sufriente del amor. No hay forma de proteger a nuestros hijos de la primera flecha.

Pero, por más evidente que, cuando pensemos en él, sea la inevitabilidad del sufrimiento, resulta sorprendente lo mucho que nos resistimos a ello. Durante muchos años he considerado el dolor de espalda como un signo de fracaso y me he empeñado, de forma poco realista, en buscar curas, en lugar de asumir la responsabilidad de mis propias reacciones. Cuando admití que el dolor es una faceta natural de la vida, me sentí liberada. Entonces me di cuenta de que mi falta de aceptación era, de hecho, más dolorosa que el dolor de espalda.

La persona sabia no se empeña, como decía el Buda, en escapar de los sentimientos dolorosos resistiéndose y experimentando aversión o empeñándose compulsivamente en distraerse. Por eso:

> La persona sabia no está atada al sufrimiento y el estrés. Esta es la diferencia entre la persona sabia y la persona ordinaria.

El Buda sugiere que podemos avanzar hacia la aceptación del sufrimiento primario y evitar el sufrimiento secundario actuando como la persona sabia que «discierne y entiende» sus sentimientos «como son en el momento presente». Dicho en otras palabras, prestan atención a su experiencia tal cual es, sin pretender bloquearla ni sentirse desbordados por ella.

## Cómo funciona mindfulness

Esto puede parecer imposible o irreal a quien vive con el dolor. Es fácil quedarse atrapado en la aversión y la distracción y reaccionar al dolor como si se tratara de una «cosa» sólida y fija, en cuyo caso acaba convirtiéndose en un monstruo que acecha en las sombras y domina tu vida porque le temes. Aquí es donde entra en juego mindfulness, que te ayuda a desarrollar una conciencia estable, tranquila, amable y lo suficientemente sutil y precisa para advertir los diferentes aspectos de la experiencia. Prestar atención a una experiencia dolorosa, por ejemplo, nos permite investigarla, explorar su textura y verla tal cual es, en lugar de como uno imagina que es. Puedes hacer descubrimientos sorprendentes, como descubrir, por ejemplo, que las sensaciones que identificas como «mi dolor» están cambiando de continuo, y también puede haber sensaciones o sentimientos placenteros. Asimismo puedes advertir, junto a las sensaciones dolorosas, tensión física, pensamientos inquietantes y airados sobre tu dolor o fantasías de huida o inquietud que te pueden hacer sentir irritado, frustrado o molesto.

Si puedes descubrir esa resistencia antes de que te desborde, tendrás la oportunidad de relajarte en una conciencia más amplia. La clave consiste en dejar, con una conciencia abierta y receptiva, que los sentimientos afloren y pasen, instante tras instante. Esto abre un claro en la densa red de hábitos, un momento de elección que, interrumpiendo la cascada habitual de reacciones, te proporciona la oportunidad de convertir cada momento en un nuevo inicio. Este es el campo de batalla de la conciencia, porque los impulsos habituales pueden ser apremiantes y se requiere valor para resistirse a ellos, pero también es un punto de libertad que puede proporcionarte la clave para vivir de un modo alegre, confiado y creativo.

### ALAN

Después de un accidente de automóvil, Alan sufrió de un intenso dolor de pierna. Cuando conectó con Respira Vida Breathworks, se hallaba desbordado por el dolor y sentía como si su vida hubiese concluido. Cuando, sin embargo, investigó directamente ese dolor, experimentó una oleada de sensaciones continuamente cambiantes que fluían a través de su pierna que no le resultaban tan desagradables como parecían. También advirtió, junto al dolor, aspectos placenteros, como calor en las manos y una respiración muy tranquila. Su rostro se iluminó cuando contó a los presentes que, por primera vez en muchos años, experimentaba cierta libertad en su relación con el dolor.

## Romper el ciclo

Mindfulness también es la clave para romper el ciclo del bloqueo y el desbordamiento. Eso significa que, cuando te descubras en un extremo del ciclo, siempre puedes decidir comportarte de manera diferente. Si estás bloqueado, puedes aflojar la resistencia hasta incluir el dolor en tu campo de conciencia mientras que si, por el contrario, estás desbordado, puedes ampliar tu perspectiva hasta abarcar, en tu experiencia, elementos distintos al dolor.

He llegado a la conclusión de que puedo permanecer muchos meses en el polo bloqueo del ciclo. En tal caso, cada vez me endurezco más al dolor corporal y mis relaciones son cada vez más tensas y frágiles, como si una fuerza poderosa me impidiese relajarme. En tales ocasiones, creo realmente que mi dolor no es tan terrible y lo sobrellevo, ¡aunque mis amigos insistan en que no les resulta muy agradable estar ahí! Finalmente, acabo extenuada, momento en el cual no me queda más remedio que hacer caso del sentido común y descansar mi cuerpo agotado. Entonces experimento, en ocasiones, un estallido de dolor y las consecuencias de haber tratado a mi cuerpo tan duramente. Y me doy cuenta de que me había pasado el tiempo acosándolo.

Cuando por fin recupero la energía y salgo de ese estado de colapso, a veces experimento una hermosa apertura e indulgencia, como si mi percepción se hubiese depurado y pudiera vivir una vida plena y rica sin dejar, por ello, de tratar respetuosa y consideradamente a mi cuerpo. Este es el momento de mayor potencialidad y de mayor peligro, un momento en el que siento la urgente necesidad de cambiar..., pero mis hábitos están prestos a reaccionar. ¡Este es el momento, en suma, en el que más atenta debo estar! Si puedo permanecer con esta sensación amplia, profunda, amable y proactiva de mí misma, puedo evitar la segunda flecha, pero si no voy con cuidado, caigo rápidamente de nuevo en el bloqueo y la evitación.

A medida que, con el paso del tiempo, he ido profundizando en la práctica de mindfulness, la polarización de los extremos ha ido atenuándose. Aunque todavía alterno entre el bloqueo y el desbordamiento, me doy cuenta más rápidamente de los puntos de inflexión. Y este es un claro fruto de la práctica de mindfulness. Con ello no quiero decir que domine mis reacciones al dolor crónico, sino tan solo que he aprendido que cada momento encierra una oportunidad para ser consciente, a darme cuenta de mis hábitos inútiles y enfrentarme a ellos decididamente. Poco a poco voy aprendiendo, en mi vida con el dolor, la posibilidad de experimentar una sensación de creatividad y libertad en medio de los avatares de la vida cotidiana.

## Aceptación

Aunque la propuesta de dirigir la atención hacia el dolor pueda asustar a algunas personas, quienes asisten a nuestros cursos suelen decir que se trata de una actitud muy liberadora. *Cambiar la relación con el dolor* es, para quienes vivimos con dolor crónico, la mejor de las medicinas. Estar atrapado en una batalla con el dolor es agotador y refuerza la sensación de que hay algo, en tu vida, profundamente equivocado, pero renunciar a la resistencia y aprender a permanecer con lo que realmente está ocurriendo puede suponer, para el corazón, una vuelta a casa. Esta actitud de aceptación se refleja claramente en la oración de serenidad cristiana que reproduce la lección de las dos flechas:

Dame, señor, la serenidad para aceptar las cosas que no puedo cambiar [primera flecha],
el valor para cambiar las que sí puedo cambiar [segunda flecha]
y la sabiduría para conocer la diferencia [mindfulness es la herramienta que puede ayudarte a hacerlo].

**Parte II**

# Mindfulness y sanación

# 4. Explorando mindfulness

*El camino de mindfulness es este: Sé consciente de todo lo que hagas.*

DIPA MA, maestra de meditación budista[1]

El mejor modo de saber qué es mindfulness consiste en experimentarlo directamente. Veamos un breve ejercicio que puede proporcionarte, ahora mismo, una idea sobre la atención plena. Puedes llevarlo a cabo después de leer la descripción, o puedes acceder a la versión de un CD o audio que te descargues del sitio web www.respiravida-breathworks.net.

## EJERCICIO DE MINDFULNESS

Colócate en una postura cómoda y date cuenta del modo en que sientes tu cuerpo. ¿Qué sensaciones físicas experimentas en este momento? Quizás sientas, en las nalgas, la presión de la silla. ¿Cómo experimentas esa presión? Ábrete, por unos momentos, a cualquier sensación procedente de tu cuerpo.

Dedica ahora un tiempo a prestar atención a los sonidos que oigas. Observa su calidad, su registro y su volumen y el modo en que respondes. Advertirás la tendencia automática a tratar de determinar su origen, pero suspende, por un momento, esa reacción y dedícate simplemente a registrar el sonido como mero sonido. Y, en el caso de que te halles en un entorno muy silencioso, date cuenta entonces del silencio.

Presta atención ahora a la respiración. ¿Cómo la sientes? ¿Qué partes de tu cuerpo se mueven cuando respiras y cuántos movimientos diferentes puedes advertir? ¿Te gusta o te desagrada estar en contacto con tu respiración?

Observa ahora tus emociones. ¿Cuál es el tono general de tu experiencia emocional? ¿Estás feliz, contento, triste, irritado o tranquilo? ¿Te resulta difícil acaso estar seguro de lo que sientes?

Observa ahora cualquier pensamiento que discurra por tu mente. Pregúntate qué estás pensando. Y dirige, para ello, durante unos instantes, tu atención a los pensamientos.

Dedícate ahora a descansar tranquilamente en las sensaciones corporales de la respiración y deja que cualquier pensamiento, sonido y sentimiento venga y vaya. No necesitas buscar ninguna experiencia especial. Advierte simplemente lo que ahora está ocurriendo, instante tras instante.

Si has podido involucrarte en esta breve práctica, habrás tenido una experiencia de mindfulness. Quizás esto pueda parecerte muy sencillo, pero las implicaciones de ser consciente de tu experiencia son inmensas. Significa que puedes pasar de moverte en «piloto automático» (es decir, de verte impulsado por hábitos que te llevan de una cosa a la siguiente) a experimentar la vida como una corriente de alternativas y decisiones creativas. Solo puedes elegir responder a las cosas si eres consciente de lo que está sucediendo, de modo que el entrenamiento en mindfulness consiste en ser consciente, una y otra vez. Esta conciencia permite a quienes vivimos con el dolor y la enfermedad aceptar sin más nuestro sufrimiento primario e interrumpir los hábitos que generan el sufrimiento secundario.

La diferencia entre permanecer con el piloto automático y estar atento es como la que existe entre estar dormido y estar despierto. No en vano mindfulness se conoce, en ocasiones, como alerta o *despertar*. Imagina cómo sería la vida si cada momento estuvieras alerta, vivo y despierto: sabio, claro, receptivo y capaz de involucrarte y valorar el mundo que te rodea. Este es un estado extraordinario al que aspirar, pero cuando practicas mindfulness, puedes advertir incluso la dificultad de mantener la atención en una cosa cada vez. La mayoría descubre que a la mente le gusta divagar, como si tuviese vida propia. Por eso la práctica de mindfulness consiste en recuperar la atención apenas la pierdas.

Quizás creas que, cuando tu mente divaga, has fracasado y has dejado de estar atento. Pero una actitud mucho más interesante consiste en contemplar cada momento en el que adviertes de forma directa lo que está ocurriendo como un momento de éxito, independientemente de lo fugaz que pueda ser. El entrenamiento en mindfulness significa experimentar cada vez más «momentos mágicos» así hasta que, finalmente, eres consciente de toda tu vida.

## Las raíces de mindfulness

Los orígenes de mindfulness se remontan a las antiguas enseñanzas y prácticas budistas.[2] Desde hace unos 30 años, los occidentales, siguiendo el camino pionero señalado por Jon Kabat-Zinn, se han dedicado a adaptar mindfulness a contextos seculares para enfrentarse a las tensiones de la vida moderna. Este es el camino que, para desarrollar nuestras propias aplicaciones de mindfulness, hemos seguido también en Respira Vida Breathworks.

Una forma de describir mindfulness es: *Vive en el momento, date cuenta de lo que está ocurriendo y, en lugar dejarte llevar por las reacciones habituales, decide el modo de responder a tu experiencia.* Kabat-Zinn afirma que se trata de *prestar atención, de manera intencional y sin juzgar, al momento presente.*[3] Y, para ello, él y sus colegas se centran en tres aspectos clave:

◈ Mindfulness es *intencional.* Incluye una sensación de propósito que nos permite tomar decisiones y actuar conscientemente, contribuyendo a que la vida se despliegue por cauces creativos.

◈ Mindfulness es *experiencia* y se centra en una conciencia del momento presente basada en una percepción directa y precisa.

◈ Mindfulness es *ajeno a todo juicio*, lo que significa que podemos ver las cosas tal como son en el momento presente, sin realizar automáticamente juicios de valor. Necesitamos un discernimiento inteligente de nuestra experiencia para llevar a cabo nuestro camino, pero es importante distinguir esto del «hábito de juzgar, que opera como un tirano irracional e insaciable».[4]

Mindfulness también incluye una conciencia emocional rica que podemos describir también como «corazón pleno»[5] o conciencia compasiva y bondadosa. La mente y el corazón son dos puertas a la experiencia de la conciencia que, en la medida en que se profundiza la práctica de mindfulness, se ven profundamente transformadas. Me gusta describir mindfulness como *familiarizarse con la experiencia.* No basta, si estás cuidando a un ser querido o a un niño, con prestar una atención objetiva y clínica. La relación atenta a nuestros impulsos y respuestas debe incluir el amor, el cuidado, la ternura y el interés. Y ello significa habitar profundamente, de forma enraizada y auténtica, la riqueza del momento, algo especialmente importante en el caso de que te halles sumido en el dolor. Solo puedes contemplar la vida con sinceridad e integridad y abrirte a sus aspectos dolorosos y placenteros si tienes un corazón abierto y bondadoso; requiere valor enfrentarse al demonio del dolor en lugar de empeñarse en escapar frenéticamente de él.

Pero mindfulness no solo se arraiga en la meditación budista, sino que tiene también ancestros en Occidente. Los estoicos de la antigua Grecia valoraban la importancia de la «atención» o «concentración en el momento presente». Según el historiador Pierre Hadot, su práctica implicaba «vigilancia y presencia continua de mente, autoconciencia que nunca duerme». Como los budistas, los griegos creían que «alentando la concentración al minúsculo instante presente, que es siempre soportable y controlable, la atención aumenta tu vigilancia» y que tal atención te facilita ver «el valor infinito de cada instante y a aceptar cada momento de la existencia desde el punto de vista de las leyes universales del cosmos».[6]

## Explorando mindfulness

Podemos entender mejor mindfulness si lo contemplamos desde cinco puntos de vista diferentes:

✧ ¿Cuándo puedo ser consciente?

✧ ¿Por qué quiero ser consciente?

✧ ¿Cómo soy consciente?

✧ ¿De qué soy consciente?

✧ La naturaleza de lo que soy consciente

## ¿Cuándo puedo ser consciente?

La respuesta más sencilla es que puedo ser consciente o estar atenta en cada momento. Pasamos la mayor parte del tiempo recordando el pasado o imaginando el futuro, pero solo podemos influir en lo que ahora está ocurriendo. Si, en lugar de perderte en arrepentimientos y fantasías, eres consciente del despliegue de este momento, podrás estar completamente despierto a todo, tanto en ti, como en los demás y en el mundo que te rodea. La única posibilidad de una acción sabia es la que sucede «ahora»... y «ahora» y «ahora».

Mindfulness es algo que se define como «atención pura».[7] Y esto indica que estar atento significa tener la experiencia sin querer desprenderte de elementos que te resultan dolorosos ni reaccionar a ellos.[8] Mindfulness te proporciona una receptividad abierta y ecuánime que establece condiciones para la creatividad y la iniciativa y te permite ver las cosas como son. También adviertes tus respuestas automáticas antes de que se expresen en conducta y en esas pequeñas ventanas de conciencia que te permiten mantener a raya tus reacciones negativas. De ese modo, puedes sustraerte al influjo de los hábitos compulsivos y dirigirte, en su lugar, en la dirección que más te agrade. Y también podrás entonces, cuando te sientas mal y adviertas el impulso de dañar a los demás, decidir permanecer en silencio y respirar profundamente o emplear esa misma pausa para contemplar las cosas desde su punto de vista.

Es fácil imaginar el presente como algo separado y ajeno tanto al pasado como al futuro. De hecho, una de las palabras indias para mindfulness (*sati*) procede de una raíz que significa «recordar», lo que sugiere que la conciencia del presente está estrechamente ligada al recuerdo del pasado. Solo puedes entender las experiencias que tienes ahora con las herramientas que el pasado te haya proporcionado. Si has aprendido, por ejemplo, que el ejercicio es útil cuando te despiertas tenso o estás familiarizado con un determinado dolor, no tienes por qué caer en el pánico. La experiencia también puede haberte enseñado que el hecho de hablar duramente no solo daña a los demás, sino que también te daña a ti. El pasado es, en este sentido, una brújula que te ayuda a dar sentido al presente y elegir respuestas más inteligentes.[9]

Mindfulness también te permite «recordar» el presente. En lugar de perder el tiempo divagando en el pasado o en el futuro, necesitas «recordar» continuamente el presente. Cuanto más presente estés ahora, más fácil te resultará recordar, en el futuro, este momento, desde algo tan sencillo como recordar dónde has dejado las llaves del coche hasta mantenerte fiel a tu moral y a tu ética, lo que significa que no tienes que estar aprendiendo siempre las mismas lecciones.

## ¿Por qué quiero ser consciente?

En la medida en que creces desde el pasado, tus acciones presentes conducen a consecuencias futuras, de modo que no basta con ser consciente –porque también necesitas dar sentido a tu experiencia, y mindfulness te proporciona una conciencia inteligente y sensible a tus condiciones siempre cambiantes.[10] Un aspecto importante es la motivación y la intención. ¿Qué es importante para ti en tu vida y hacia dónde quieres ir?[11] Mindfulness te ayuda, en este sentido, a saber qué estás haciendo y por qué lo estás haciendo.[12]

Si tus sueños y aspiraciones son realistas, siempre *podrán* ser realizados, con tal de que tomes decisiones acordes, en cada momento, con tus valores. Cada acción tiene consecuencias y depende de ti, en cierto modo, que sean o no beneficiosas. Si decides permanecer en la cama en lugar de levantarte y mover el cuerpo, eso tendrá sus consecuencias. Las cosas, a corto plazo, pueden parecer sencillas pero vivir dormido resulta, a largo plazo, muy insatisfactorio.

Tratar de tornarte más consciente tiene también sus consecuencias y decidir despertar, por más elementos dolorosos que incluya, te lleva a sentir mucho más vivo e involucrado; la decisión te corresponde a ti. Y este es un principio muy sencillo, pero de implicaciones sorprendentes.

Tomar decisiones significa ser el dueño de tus acciones. A veces parece que, dentro de cada uno de nosotros, hay centenares de yoes porque, en un momento, queremos una cosa y, al momento siguiente, queremos otra completamente diferente. Mindfulness arroja luz sobre estas tendencias contradictorias, permitiendo que nuestro corazón y nuestra mente dejen de apuntar en direcciones diferentes y se integren y unifiquen. Entonces podrás tomar decisiones que tengan en cuenta todo tu ser.

## ¿Cómo soy consciente?

La calidad de tu conciencia también es importante para que tu práctica de mindfulness sea sostenible y equilibrada. Si tu conciencia se relaja en demasía, caerás en la distracción y la vaguedad, mientras que, si permanece excesivamente tensa, acabarás provocándote una tensión y un dolor de cabeza innecesarios. El enfoque equilibrado consiste en permanecer atento, despierto y emocionalmente comprometido, aunque relajado y receptivo. Este es un compromiso que el maestro budista Sangharakshita describe como «una conciencia iridiscente [...] y emocionalmente comprometida».[13]

El esfuerzo es importante, pero cuando se aplica atentamente, su cualidad es amable, abierta y receptiva. Si has perdido algo importante y te has esforzado en recordar dónde lo perdiste, sabrás que, cuanto más te empeñes, menos recuerdas. ¡Pero si, dejando el problema a un lado, permites que tu mente se relaje, súbitamente recuerdas dónde está! Una buena imagen de este esfuerzo equilibrado es

## REFLEXIÓN ATENTA

Recuerda un momento en el que estuvieras felizmente absorto en una actividad, quizá pintando, tocando música, contemplando una hermosa puesta de sol, cocinando o trabajando en algo que te gusta. Cuando estás plenamente atento dejas de sentirte torpe, temeroso o separado y te sientes uno con la actividad que estás llevando a cabo. Sientes que moras en un presente atemporal y que tu cuerpo, tus sentidos y la actividad forman parte de la misma totalidad armoniosa.

la madre que observa a su hijo en un patio de recreo cerrado. Está atenta porque le preocupa la seguridad de su hijo, pero también está relajada porque sabe que se encuentra en una zona protegida. La tradición budista equipara la atención plena al modo en que un elefante mira algo, que no lo hace girando solamente la cabeza, sino la totalidad de su cuerpo y prestándole así una atención total y completa.[14]

Como dice Jon Kabat-Zinn, mindfulness también es no reactivo y sin juicio. Solemos juzgarnos automáticamente de forma muy dura: «No sirvo para nada. Soy un inútil. No debería sentirme triste. Debería ser capaz de gestionar mejor mi dolor» o nos sentimos culpables cuando nos estamos bien o tenemos éxito, porque no creemos merecerlo. Pero estos no son más que juicios de valor que se superponen a la experiencia. La atención plena nos permite advertir esas reacciones y descubrir una forma más creativa de actuar. «Mindfulness –según Jon Kabat-Zinn– infunde una cualidad afectiva y compasiva a la atención, una sensación que mantiene el corazón abierto y una presencia bondadosa e interesada.»[15]

La tradición budista siempre ha considerado mindfulness como «integrada/sana».[16] Es una especie de conciencia especial, no violenta y vital que, en lugar de contraernos y alejarnos de la vida, nos abre a valores como la amabilidad y la relajación y *nos alinea con la vida.*

## ¿De qué soy consciente?

Mindfulness significa ser consciente de toda tu experiencia –de ti, de los demás y del mundo que te rodea–, lo que, según la tradición, debe orientarse hacia cuatro aspectos diferentes de la experiencia.[17]

### El cuerpo

En primer lugar, mindfulness te ayuda a tornarte consciente del cuerpo en todos sus aspectos, tanto cuando te sientas como cuando estás de pie, cuando caminas o cuando estás acostado. Pero esto no significa, como veremos en la Parte III, contemplar el cuerpo desde el exterior como si no tuviera nada que ver contigo, sino hacerlo de un modo integrado, enraizado y vivo, es decir, de *habitar* realmente el cuerpo.

### Las sensaciones

En segundo lugar, te tornas consciente de las sensaciones y de tu respuesta a ellas. Continuamente percibes sensaciones: tus ojos ven, tus oídos oyen, tu nariz huele, tu lengua degusta y tu cuerpo toca...; y tú adviertes si eso te resulta placentero, desagradable o neutro. También percibes pensamientos, recuerdos y fantasías que, del mismo modo, te resultan agradables o desagradables. Habitualmente reaccionamos a las sensaciones placenteras queriendo más y a las desagradables deseando que se alejen. Pero estar plenamente atento a la experiencia te permite evitar conclusiones erróneas basadas en el deseo y la aversión a ver lo que realmente es. Entonces puedes descubrir, antes de que se dispare tu reacción habitual, un momento en el que puedes elegir. Para quienes convivimos a diario con el dolor físico o la enfermedad, es fundamental reconocer que nuestro dolor «solo» es dolor; entonces podemos dejar de ser víctimas de nuestros impulsos e interrumpir los estratos de resistencia y aversión que generan el sufrimiento secundario.

## Las emociones y los pensamientos

La mayoría de nosotros nos identificamos tanto con nuestras emociones y pensamientos que acabamos *convirtiéndonos* en ellos. Pero mindfulness significa ver más objetivamente los pensamientos. Si, por ejemplo, mi dolor empeora, puedo imaginar una gran cantidad de consecuencias terribles extendiéndose en el futuro. Pero esos pensamientos probablemente son meras expresiones de mi ansiedad. Si, en lugar de «casarme» con mis emociones y con mis pensamientos, los veo como meras emociones y pensamientos, podré ver lo que realmente está sucediendo y responder más constructivamente. De este modo, reconocerás que tus emociones y pensamientos no son hechos sólidos y fijos, sino que están cambiando de continuo. Y eso te ayudará a asumir la responsabilidad de tus estados mentales. Es fácil, cuando te sientes enfadado o molesto, culpar a los demás, pero cuando sabes que la ira es tuya, siempre puedes decidir prorrogarla o interrumpirla. El lector interesado encontrará, en el capítulo 16, una revisión más detenida sobre el trabajo con los pensamientos.

## Contexto y perspectiva

También hay que tener en cuenta tu visión de la experiencia.[18] Con el paso del tiempo, la práctica de mindfulness puede abrir la puerta a un cambio profundo en tu visión global de la vida y puede aparecer una visión más sabia y profunda de tu experiencia. Esto nos sugiere la siguiente dimensión de mindfulness.

## La naturaleza de lo que soy consciente

A menudo experimentamos las cosas como si fuesen fijas e inmutables. Nos decimos: «Eso es lo que soy», y vemos a los demás del mismo modo («No me gusta, porque es una persona enfadada», «Es un gruñón», etcétera). Pero mindfulness nos ayuda a ver que todo cambia de continuo. Nosotros cambiamos de un momento a otro a medida que los distintos pensamientos, sentimientos y sensaciones llegan a nuestra experiencia, y lo mismo sucede con los demás. El mundo que nos rodea también es más fluido de lo que pensamos: la noche se convierte en día, el verano da paso al invierno, y las montañas, con el paso del tiempo, acaban erosionándose. Todo se halla sometido a esta ley y verlo nos capacita para relajarnos en el flujo del cambio. Un texto budista dice:

> Así deberías pensar en la fugacidad de este mundo:
> como una estrella en el amanecer, una burbuja en un arroyo;
> un relámpago en una nube de verano,
> la luz vacilante de una vela,
> un fantasma, un sueño.[19]

Este cambio de perspectiva puede ser especialmente sorprendente para quienes vivimos sumidos en el dolor si empleamos mindfulness para investigar la naturaleza real del dolor de este momento. Poco a poco separas los distintos componentes de tu experiencia –las sensaciones físicas básicas, la resistencia que aparece en tu mente y en tu cuerpo, las emociones (como el enfado o la ira) y los pensamientos ligados a ese dolor–. También puedes descubrir que tu experiencia incluye elementos placenteros.

Tal investigación muestra que el dolor es un *proceso* que cambia de continuo y depende del modo en que respondas a él. El dolor ciertamente es desagradable, esa es su naturaleza, pero si, renunciando a tus ideas, tus recuerdos del pasado y tus miedos sobre el futuro, te dedicas a explorar las sensaciones de tu cuerpo, puedes descubrir cosas fascinantes. Es difícil involucrarse en este tipo de dolores, pero los sufres menos, porque estás soltando el lastre del sufrimiento secundario que aflora cuando consideras que el dolor es algo fijo e inmutable y te dejas llevar por tus reacciones.

Y lo mismo sucede con los estados mentales. La depresión, la fatiga, la ira, la felicidad y la alegría son etiquetas con las que nos referimos a procesos que están cambiando de continuo. Ver el modo en que la ira, por ejemplo, aparece y desaparece te ayuda a desembarazarte de ella y tomar decisiones más creativas.[20]

## Sentimiento humanitario y empatía

La práctica de mindfulness incluye también la conciencia de los demás. Los aspectos de mindfulness mencionados hasta ahora –habitar tu cuerpo instante tras instante y familiarizarte con tus sensaciones, tus emociones y tus pensamientos– alientan la conciencia de uno mismo. Desde este fundamento puedes expandir tu conciencia ubicándote imaginariamente en la piel de los demás. Todos tenemos un cuerpo que experimenta sensaciones, todos tenemos pensamientos y emociones y todos tratamos, de formas muy parecidas, de evitar el dolor y aferrarnos al placer.

El escritor budista Jeffrey Hopkins describía el viaje que hizo acompañando al Dalái Lama en su primera visita a Occidente.[21] Cuando llegó, el Dalái lama repetía el mismo mensaje primordial: «Todo el mundo quiere ser feliz, nadie quiere sufrir». Hopkins le había escuchado impartir largas enseñanzas filosóficas y se preguntaba por qué subrayaba cosas tan sencillas. Entonces se dio cuenta de lo diferente que podría ser su propia experiencia si realmente interiorizase la verdad de que, detrás de nuestras diferentes personalidades y acciones, descansa el deseo básico común de evitar el sufrimiento y ser feliz. Si nos relacionamos con los demás sobre el fundamento de nuestra humanidad compartida, esta experiencia convertiría el aislamiento en empatía.

## Dar la vuelta completamente al dolor

Esto supone un cambio vital para quienes vivimos sumidos en la enfermedad crónica y el dolor. El mismo dolor que tiende a aislarnos puede convertirse en una fuente de conexión si llegamos a ver que, de un modo u otro, y en un momento u otro, todo el mundo experimenta dolor. Este desplazamiento de perspectiva cambia completamente el dolor. Si aceptas el dolor y lo exploras más profundamente, en lugar de arruinar tu vida, puede abrirte a la vida –a tu propia versión del drama humano–. Abrirte al dolor significa que puedes imaginar cómo sufren los demás. Y el cultivo de una actitud amable y bondadosa hacia ti puede establecer el fundamento desde el que expandir tu amabilidad a los demás. Este es el principio que hay detrás de la práctica de la conciencia bondadosa, que se halla en el corazón de mi enfoque de mindfulness y que describiré más detenidamente en el capítulo 15.

Cuando hablo de esto en los cursos de Respira Vida Breathworks, veo como si se encendiesen bombillas en la cabeza de la gente. Los participantes a menudo creen, al comienzo, que los demás están bien

**JOHN**

Lo más importante de haber participado en un curso de Respira Vida Breathworks ha sido reconocer que el dolor no me aísla. Es el dolor, de hecho, el que me ha hecho humano. El dolor me ha hecho darme cuenta de que todo el mundo experimenta algún grado de dolor. En lugar de aislarme y separarme, el dolor puede convertirse en una forma de entender y comprometerme con los demás.

porque, para muchos, el dolor es una condición invisible, pero, a medida que se enteran de las historias de los demás, entienden que se trata de un problema universal, lo que les ayuda a dejar de ver a los demás como meras expresiones de sus carencias y a relacionarse con ellos como seres humanos completos. A veces dirijo un ejercicio en el que las personas se sientan tranquilamente en grupos de tres y cada uno tiene un minuto para nombrar los aspectos desagradables de su experiencia inmediata: «Pies fríos –desagradable–. Tensión en el estómago –desagradable–. Tensión en el hombro izquierdo –desagradable–». Luego repetimos el mismo ejercicio, pero enumerando ahora, en su lugar, sensaciones agradables: «Manos calientes –agradable–. Hormigueo en el lóbulo de la oreja izquierda –agradable–. Rostro relajado –agradable–». Después de eso, nos sentamos en silencio con la sensación de todo lo que tenemos en común. Me gusta escuchar el murmullo en la habitación mientras las personas van nombrando sus experiencias. Es una forma sorprendente de ver que la vida de todo el mundo incluye elementos placenteros y desagradables y lo esencialmente similares que son nuestras experiencias.

Una vez, cuando mi dolor de espalda era especialmente fuerte, me acosté en la cama y me abandoné al dolor y, con cada nueva res-

## SARA

Debo decir que, cuando hicimos el ejercicio de conciencia placentera/desagradable disfruté mucho. En el momento en que escuché diferentes voces nombrando su dolor me di cuenta del valor que había en esa habitación. Pasé de sentirme deprimida antes de comenzar la clase a tumbarme en el suelo al llegar la noche, escuchando música y jugando con el gato. Seguía experimentando el mismo dolor pero, gracias a la conexión con los demás, me sentía contenta.

piración, aflojaba mi resistencia. Sentía estar soltando mi cuerpo y mi vida y cayendo al fondo de «mí». Sentía una conexión poderosa con todas las personas que, en ese mismo momento, estaban sufriendo, desde niños en remotas aldeas africanas hasta moribundos y mujeres que estaban dando a luz. Y esa conexión no era el resultado de una búsqueda fuera de mí, sino de un profundo compromiso con mi experiencia del dolor que me llevaba a algo mucho más tranquilo. Entonces apareció el pensamiento de que: «Yo no soy especial. Esta no es una experiencia especial. Es algo que muchas personas están experimentando y a las que puedo entender gracias a que yo también lo estoy experimentando». En lugar de pensar «Por qué yo, por qué soy el único con tanto dolor?», la pregunta pasó a ser «¿Y por qué no yo? ¿Por qué no debería sentir yo dolor, esa faceta tan habitual de la condición humana?». No creo que, en ausencia de ese dolor, pudiera haber experimentado ese nivel de empatía. Como dijo el poeta Rilke:

Las palomas que nunca abandonan el palomar no se exponen a la pérdida, inocentes y seguras, no llegan a conocer la ternura.

Solo el corazón reconquistado puede ser satisfecho:

y libre, gracias a todo aquello a lo que ha renunciado,
para disfrutar de su dominio.[22]

## Conciencia y amabilidad

Mindfulness rebosa amabilidad. Dice la tradición budista que la sabiduría y la compasión son como las dos alas de un pájaro y que mindfulness nos enseña a cultivarlas ambas.

La sabiduría se deriva de una percepción más exacta de la vida. Es sabio desembarazarse de las ideas, historias y reacciones que subyacen a la experiencia, y también es sabio zambullirse en la naturaleza fluida y cambiante, tanto de las experiencias dolorosas como de las experiencias placenteras que, como las olas del océano, aparecen y desaparecen.

La amabilidad y la compasión afloran cuando extendemos esa percepción a los demás. Resulta conmovedor ver que los seres humanos experimentamos las mismas dificultades y nos vemos movidos por las mismas tendencias. Por más que las vivamos como si

### LA RED DE JOYAS

Imagina una inmensa red que se expande en todas las direcciones del espacio. En cada uno de los nudos de esa red hay una joya resplandeciente, y, como la red se extiende infinitamente en todas direcciones, también son infinitas las joyas que la componen. Si te fijas bien advertirás, en la pulida superficie de cada una de ellas, el reflejo de todas las demás. La vida es así, y cada uno de nosotros es como una de las joyas de esta imagen: influyendo y viéndote continuamente influido por los demás.

fuesen exclusivamente nuestras, todos nos enfrentamos a las mismas dificultades y representamos los mismos dramas.

## Interconexión y amabilidad

Lo cierto es que no estamos aislados ni separados de los demás. Todo lo que decimos y hacemos influye en el modo en que los demás se

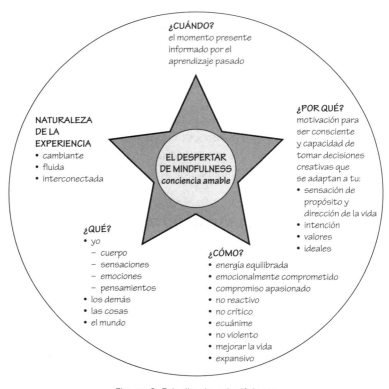

¿CUÁNDO?
el momento presente
informado por el
aprendizaje pasado

¿POR QUÉ?
motivación para
ser consciente
y capacidad de
tomar decisiones
creativas que
se adaptan a tu:
• sensación de
propósito y
dirección de la vida
• intención
• valores
• ideales

NATURALEZA
DE LA
EXPERIENCIA
• cambiante
• fluida
• interconectada

EL DESPERTAR
DE MINDFULNESS
conciencia amable

¿QUÉ?
• yo
  – cuerpo
  – sensaciones
  – emociones
  – pensamientos
• los demás
• las cosas
• el mundo

¿CÓMO?
• energía equilibrada
• emocionalmente comprometido
• compromiso apasionado
• no reactivo
• no crítico
• ecuánime
• no violento
• mejorar la vida
• expansivo

Figura 2. Estrella de mindfulness

comportan. Si nos enfadamos con alguien en el trabajo, ellos pueden llevarse consigo su frustración y descargarla, cuando llegan a casa, sobre sus hijos que, a su vez, pueden responder metiéndose en problemas. Muy diferentes son, por el contrario, los efectos de la amabilidad. Nunca sabes lo lejos que pueden llegar las olas que provocas.

# 5. El modelo de cinco pasos de mindfulness

*En el seno de este nuevo amor...*
*Conviértete en el cielo...*
*Escápate...*
*Sal como si te hubieran dado a luz en un mundo de color.*
*Hazlo ya.*
*Estás cubierto de espesas nubes...*
*En tu antigua vía, huías ansiosamente*
*del silencio.*
*Ahora asoma la silenciosa luna llena.*

de «Silencio» de RUMI.[1]

Ha llegado el momento, después de haber experimentado una de las dimensiones de mindfulness, de cultivarlo, porque mindfulness es una forma de vivir que se desarrolla a través de la práctica. Pocas personas viven con una conciencia continua de modo que, para la mayoría de nosotros, el adiestramiento en mindfulness consiste en cobrar conciencia de todas las veces que te distraigas. Probablemente te descubrirás distraído centenares de veces al día, pero elegir tomar conciencia, por más fugaz que sea, ya es toda una victoria. Después de años de conducta rutinaria inútil, apostar por la conciencia es un importante paso hacia delante. Llegado el momento, la conciencia misma acaba convirtiéndose en un hábito.

La práctica de mindfulness es como cualquier otro entrenamiento. Si quieres convertirte en un atleta, deberás desarrollar ciertos músculos que te permitan, por ejemplo, correr con facilidad; y si quieres, del mismo modo, cultivar mindfulness, deberás adiestrar tu conciencia para que se convierta en una fuente fiable de fortaleza y estabilidad. Este capítulo describe cinco pasos o estadios progresivos en el desarrollo de mindfulness que facilitan, a quienes nos hallamos sumidos en el dolor y la enfermedad, una aproximación realista y sostenible a la práctica. He incluido un breve ejercicio de mindfulness para los primeros cuatro estadios. Los lectores interesados pueden encontrar versiones al respecto en www.respiravida-breathworks.net.

## Primer paso. Punto de partida: La conciencia

El primer paso de mindfulness consiste simplemente en familiarizarte con lo que en cada momento está ocurriendo. Puedes, por ejemplo, cobrar conciencia de tu respiración, de tu cuerpo (mientras estás sentado, caminando, de pie o acostado) y de tus sensaciones (sean placenteras o dolorosas). Puedes tomar nota de tus pensamientos y emociones como aspectos discretos de tu experiencia en lugar de identificarte con ellos. Puedes tornarte más consciente de los demás y del mundo que te rodea. Puedes advertir súbitamente pequeñas cosas, como el calor del sol acariciando tu piel, el sabor de una naranja o el verdor de la hierba un día de verano. Y ese aumento de conciencia puede ser como pasar de un mundo bidimensional en blanco y negro a otro mundo tridimensional en tecnicolor.

## EJERCICIO: CONCIENCIA DEL MOMENTO PRESENTE

Presta atención a lo que ahora mismo estás experimentando. ¿Puedes sentir el libro que sostienes en tus manos? ¿Lo sientes caliente o frío, duro o blando, pesado o ligero? ¿Te resulta cómodo? ¿Tienes los hombros tensos o relajados? ¿Y qué puedes decir de tu vientre: está tenso o relajado? ¿Qué sucede cuando prestas atención a esas zonas? ¿Se relajan un poco? Siéntete libre para relajar, como quieras, tu postura mientras te tornas más consciente.

Presta atención ahora a las sensaciones de contacto entre tu cuerpo y el apoyo que te sostiene. ¿Sientes tu cuerpo pesado o ligero, relajado o tenso? ¿Prestas atención a cómo sientes tu cuerpo sin juzgar tu experiencia?

¿Cómo sientes, en este momento, la respiración en tu cuerpo? ¿Qué partes de tu cuerpo se mueven al ritmo de respiración?

¿De qué sonidos y olores eres consciente?

¿Cuántos colores puedes ver? ¿Puedes disfrutarlos sencillamente, prestando atención a sus formas y texturas?

Mira, cuando se acerca el final de este ejercicio, si puedes mantener, durante el resto del día, esta cualidad de conciencia, contemplando con atención, compromiso y curiosidad tu experiencia.

## Segundo paso: Acercarse a lo desagradable

El segundo paso, que consiste en acercarte a los aspectos desagradables de la experiencia, es contrario a la intuición y es probable que te parezca sorprendente y hasta masoquista. Pero lo cierto es que enfrentarse al dolor resulta esencial para quienes vivimos sumidos en el dolor crónico, para quienes nos resistimos tratando de bloquear el dolor o viéndonos, por el contrario, desbordados por él. En ningún caso vemos realmente el dolor tal cual es.

Cuando diriges, por vez primera, tu atención a las sensaciones dolorosas, puedes ser más consciente de tu resistencia que del dolor mismo, pero eso es algo que puedes trabajar «inclinándote» conscientemente hacia la resistencia y empleando la respiración para profundizar más en tu conciencia del cuerpo: puedes inspirar cobrando conciencia y espirar con una sensación de soltar.

Con el paso del tiempo, puedes aprender a adoptar una actitud amable y sin juzgar a la totalidad de la experiencia, dejando que las

### REBECCA

Rebecca estaba discapacitada desde su nacimiento y había sufrido más de 40 operaciones. Llevaba muchos años meditando y recientemente me contó lo mucho que le había servido dirigir su atención hacia el dolor.

Dirigirse al dolor significa enfrentarse al miedo que puede descontrolarse y desbordarnos. Cuando no miramos en el dolor acabamos convirtiéndolo en un monstruo. Trata, pues, de mirar al monstruo. ¿Qué forma tenía? ¿Dónde se ubicaba exactamente? ¿De qué color era? Yo me interesé por la naturaleza real del dolor. ¡Entonces descubrí que, por más malo que fuese, no me mataría! Descubrí que hay dolores más soportables que otros. Yo, por ejemplo, soporto mejor el dolor nuevo que el dolor viejo y machacón. También vi cómo se consolidaba la idea de dolor, como si se tratase de una montaña caliente y puntiaguda. Cuando me dirijo, sin embargo, hacia el interior, veo cómo el dolor cambia instante tras instante y advierto que, en lugar de dejarme atrapada en las reacciones, esas diferencias me ayudan a experimentar el dolor.

sensaciones dolorosas estén sencillamente presentes. Puedes desarrollar una actitud amable hacia tu dolor, como el impulso natural de una madre a coger en brazos y acunar amablemente al niño que se ha hecho daño. Y es que, aunque no pueda eliminar el dolor de su hijo, su amorosa respuesta aliviará su malestar.

## Una cosa después de otra

Es fácil creer como Rebecca que si nos aproximamos al dolor, este se intensificará hasta desbordarnos. Pero el hecho de verse desbordado suele derivarse de una identificación excesiva con nuestras ideas sobre la experiencia. Piensas: «¡Oh, Dios mío! ¡Esto es terrible! No puedo soportarlo, odio mi vida...», y te cuentas una historia sobre tu experiencia que inevitablemente desemboca en sentimientos de desaliento y depresión. «Hace 10 años que tengo este dolor y nunca me abandonará. Está empeorando y estoy muy cansado. No podré salir con mis amigos y me rechazarán. Ahora entiendo por qué ya no me quedan amigos.»

Y, sin darte cuenta, acabas atrapada en ideas sobre el modo en que el dolor se extiende interminablemente en el pasado y seguirá extendiéndose indefinidamente en el futuro.

Cuando contemplas atentamente y con curiosidad la *experiencia* real del dolor, a menudo descubres que no es tan malo como temías. Centrarte en la percepción directa de las sensaciones más que en ideas sobre ellas te trae al presente, el momento en el que la experiencia es fluida y cambiante. Puedes ver que solo experimentas tu dolor un momento a la vez, como comprendí en la experiencia del hospital que describo en el capítulo 1 (véanse páginas 46-47). El miedo de que no pudiese llegar hasta mañana se disolvió cuando entendí que solo tenía que vivir cada momento, que siempre tenía acceso al momento presente y que el único modo verdadero y sostenible de estar completamente vivo consiste en permanecer abierto a todos los momentos de la vida, no solo a aquellos que me gustan.

## EJERCICIO: ACERCARSE A LO DESAGRADABLE

Abre amablemente tu conciencia, cuando te sientes o tumbes aquí, hasta llegar a incluir cualquier sensación desagradable o dolorosa. Deja que entren en tu campo de conciencia con una actitud de curiosidad amable y bondadosa. ¡No te olvides de seguir respirando! Normalmente, nos tensamos frente el dolor y contenemos la respiración, pero mira si puedes acercarte al dolor respirando con suavidad.

Quizás seas más consciente de las sensaciones de resistencia y tensión que del dolor mismo. Mira, en tal caso, si puedes investigar esta resistencia un poco más directamente, dirigiendo hacia ella tu atención, como sucede cuando iluminas con una linterna algo que estaba oculto en la sombra. Quizás puedas «inclinarte» conscientemente hacia ello, como lo haces cuando te acercas despacio hacia un objeto firme, aunque flexible. Relájate, con cada inspiración y con cada espiración, un poco más. Quizás puedas llegar a sentir cómo la resistencia se afloja cuando, con cada inspiración, dejas que tu cuerpo se asiente en la tierra.

Presta atención, cuando te abres al dolor, a cómo experimentas las sensaciones reales y el modo en que cambian de continuo. ¿Puedes sentirlas tensas y rígidas ahora y más ligeras y flexibles luego? ¿Pueden ser punzantes ahora y suaves al instante siguiente?

¿Puedes precisar en qué parte concreta de tu cuerpo se ubica tu dolor? Sé lo más detallado que puedas. ¿Te das cuenta de que el dolor está más localizado que el pensamiento?

Como quizá sea esta la primera vez que hayas investigado directamente el dolor, sé paciente con cualquier pensamiento o sentimiento inquietante de miedo y ansiedad que puedan presentarse. Presta atención al modo en que cambian de continuo. Mira si puedes relajarte un poco ante cualquier experiencia desagradable, no olvides dejar que el peso de tu cuerpo descanse en el suelo que te sostiene y afloja tu respiración cada vez que te descubras tenso.

## Tercer paso: Buscando lo placentero

Este paso sigue naturalmente al anterior, pero puede resultar más sorprendente todavía, porque consiste en sensibilizarte a los elementos *placenteros* de tu experiencia. Endurecerse contra el dolor también nos desconecta de los aspectos placenteros de la vida, razón por la cual embotamos la sensibilidad que nos permite sentirnos vivos y experimentar el placer y el amor. Quizás, de ese modo, no sientas dolor, pero lo cierto es que te alejas de los demás, de la belleza de la naturaleza y del sencillo placer de sentir el calor del sol en la superficie de tu cuerpo. Cuanto más capaz soy de permanecer con la naturaleza cambiante y dinámica de mi dolor, más abierto estaré a la intensidad y sutileza de la condición humana y más capaz también de apreciar el mundo que me rodea.

Cuanto estableces una relación más directa con el dolor, haces el sorprendente descubrimiento de que, cuando la observas, siempre hay algo placentero y aun hermoso en tu experiencia. Todas las personas aquejadas de un dolor intenso con las que he trabajado han descubierto algo placentero en lo que concentrarse, lo que, para quienes vivimos con el dolor o la enfermedad crónica, puede ser toda una revelación.

Acercarse a lo placentero se parece al explorador que busca un tesoro oculto. Puede ser tan simple como advertir el calor de las manos, una sensación placentera en el vientre o un rayo de luz atravesando una ventana. Si estás en un hospital, puede ser el aroma de las flores que adornan la mesilla que hay junto a tu cama, o el placer de recibir la visita de un ser querido; y quizá adviertas las arrugas que, cuando sonríen, se forman en torno a sus ojos, o la calidad de su contacto mientras sostienen tu mano.

Cuanto más atenta estoy, más conectada estoy también con las sutilezas de mis sensaciones. Siento el contacto de mi pelo con la frente y, cuando cierro los ojos para meditar, siento el contacto de los ojos con la cara interna de los párpados. Esta sensibilidad enriquece el momento presente y lo convierte en algo más vivo y multifacético.

## ¿Qué puedes hacer si no encuentras nada placentero?

La simple sugerencia de que haya algo placentero en tu experiencia puede parecer, si experimentas mucho dolor, una burla. Esto es algo que hay que explorar con una mente abierta y la predisposición, renunciando a toda idea fija, a aceptar cosas nuevas. Quizás te sorprenda lo mucho que, en tal caso, puedes descubrir.

Hace unos años me hallaba en un hospital después de una operación, con una infección que me provocaba mucho dolor. Cuando busqué sensaciones agradables, advertí que podía disfrutar del contacto de mi cuerpo con las sábanas limpias y almidonadas. Ese fue un momento especialmente hermoso en el que el contraste con el dolor tornaba placentera una sensación habitual.

**GERALDINE**

Un problema grave en el cuello me provocaba tal vértigo que cada día acababa agotada y tenía que acostarme. Renuncié a mi carrera y parecía estar pasando la mitad de mi vida en cama. Me sentía furiosa y deprimida; sentía que esa enfermedad estaba empezando a gobernar tanto mi vida como la de mi marido y la de mis dos hijos pequeños.

Mi actitud cambió poco a poco a partir del momento en que descubrí mindfulness. Un día estaba acostada en la cama y me sentía realmente mal, pero en lugar de los habituales pensamientos negativos sobre lo terrible que era, me di cuenta de cómo sentía la almohada debajo de la cabeza, del calor que me envolvía y la suave luz del dormitorio y caí en la cuenta de la suerte que suponía tener una familia que me apoyaba tanto.

## Buscar lo placentero no es una simple distracción

Amigos y profesionales bien intencionados pueden invitarte, cuando te hallas sumido en el dolor, a «pensar positivamente». Este es un buen consejo, pero que también puede convertirse en una forma sutil de evitación que consiste en recubrir tu sufrimiento con una capa de falsa positividad. El tercer paso de mindfulness, que consiste en buscar los aspectos placenteros de la experiencia, es algo muy diferente. Durante el segundo estadio has reconocido amablemente el dolor, en lugar de tratar de distraerte o bloquearlo. Esta actitud abierta, sensible y sincera hacia la totalidad de tu experiencia, que también incluye el dolor, te permite orientarte amablemente hacia los aspectos placenteros del momento que siempre han estado ahí, aunque fuera del campo de tu conciencia. No pretendas, pues, quedarte

## DEBBIE

Debbie vivía sumida en el dolor y la fatiga musculoesquelética y llegó a un curso de Respira Vida Breathworks deprimida y exhausta. Por ello se rió apenas le propusimos que buscase los aspectos placenteros de la experiencia. Le parecía ridículo que pudiese sentir algo más que dolor y desesperación. Cuando, sin embargo, al sentarse y prepararse para meditar, vio la pared que se erguía frente a ella, se quedó muy sorprendida por el cuidado con el que los albañiles habían colocado los ladrillos. Para ella supuso una auténtica revelación descubrir la frecuencia con que su identificación excesiva con el dolor le impedía advertir los aspectos placenteros de su experiencia.

con el placer y desentenderte del dolor; permanece, más bien, estable y abierto, tratando de incluirlos a ambos. El placer, por más extraño que te parezca, siempre está presente, pero cuando te dejas dominar por el dolor, te cierras a él. Cuando, por el contrario, descansas en las sensaciones placenteras, puedes sentir la liberación de que, al menos, estás prestándoles atención.

## EJERCICIO: BUSCANDO LO PLACENTERO

Empieza cobrando conciencia de todo tu cuerpo cuando te sientas o acuestas. Presta atención a la respiración que sube y baja y deja, especialmente en cada espiración, que el peso de tu cuerpo repose en el suelo.

Abandona, si el dolor está presente, cualquier tendencia a tensar y dirige amablemente tu atención hacia cualquier cosa que, en ese momento, te resulte placentera, como si hicieses un *zoom* con una cámara sobre un objeto hermoso.

Date cuenta, en primer lugar, de las sensaciones placenteras, con independencia de lo sutiles que puedan parecerte. Quizás, ahora que te permites descansar en esa totalidad, experimentes una sensación de calor en las manos, un hormigueo placentero en alguna parte del cuerpo o una sensación de alivio en torno al corazón. ¡Hay quienes descubren incluso una curiosa sensación placentera en el lóbulo de la oreja izquierda! Dedica un tiempo a recorrer tu cuerpo con la atención y detente cuando descubras algo placentero.

Abre ahora tu conciencia y advierte cualquier sonido que te resulte placentero. Dedica un tiempo a valorar los sonidos como tales, es decir, como meros sonidos. Date cuenta de cualquier tendencia a quedarte atrapado preguntándote por su origen o en empeñarte en que permanezcan. Deja que afloren y deja también que desaparezcan.

Echa un vistazo alrededor y date cuenta de todo lo que, en tu entorno inmediato, te resulte hermoso y placentero. Puede ser la luz de la habitación o una imagen en la pared. Obsérvalo como si lo vieras por primera vez.

## Cuarto paso: Expandir la conciencia hasta que se convierta en un gran contenedor para el cultivo de la ecuanimidad

Abre, durante el cuarto paso, tu conciencia hasta que llegue a incluir tanto los aspectos placenteros como los aspectos desagradables de tu experiencia, como si cambiases el foco de un objetivo de concentrado y puntual a otro abierto y amplio. Más que concentrarte atentamente, en este estadio, en las sensaciones de placer o de dolor, puedes tornarte consciente de la aparición y desaparición de los distintos aspectos de cada momento, sin reaccionar automáticamente alejándote de lo desagradable y aferrándote a lo placentero. Mindfulness no consiste en escapar de las dificultades, sino en sostener, desde una perspectiva más amplia, ecuánime y profunda, la totalidad de la experiencia.

Este es un estado al que la maestra zen Charlotte Joko Beck denomina «convertirse en un gran contenedor».[2] A menudo te sientes demasiado pequeño para que quepa, en ti, todo lo que ocurre, como si fueses un contenedor pequeño y limitado. Y esto genera estrés. Si, por el contrario, te sientes como un gran contenedor, puedes gestionar lo que sucede y conservar la perspectiva proporcionada por una sensación profunda de espacio interior. Este contenedor puede ser, en última instancia, ilimitado y proporcionar una sensación de espacio, libertad y estabilidad.

Si echas una cucharada de sal en un pequeño vaso de agua esta tendrá un gusto muy salado, pero si añades la misma cantidad de sal a un lago, no notarás la diferencia. Mindfulness te ayuda a convertirte en un lago claro y profundo. De ese modo, las experiencias individuales no te desbordan y puedes permanecer estable y atento a lo que sucede a través de los altibajos que la vida te depara.

Puede resultar muy liberador aceptar la totalidad de tu experiencia, lo que posibilita una relajación mucho más profunda. Cuando experimentas las sensaciones de tu cuerpo aquí y ahora, puedes descansar en cualquier cosa que aparezca y asentar tu conciencia en la estabilidad del vientre, en lugar de identificarte en lo que, sobre tu dolor o enfermedad, diga tu cabeza. Asentarse realmente en el cuerpo es como volver a casa.

## Una sensación de conexión con los demás

Otro aspecto de este cuarto paso consiste en mostrarte sensible con los demás y ser consciente de ellos. Puedes darte cuenta incluso de cómo te comunicas con tus amigos y familiares y cómo ellos se

### EJERCICIO: ABRIRTE A LA TOTALIDAD DE LA EXPERIENCIA

Cobra conciencia de tu experiencia y siéntate o acuéstate a leer este libro. Siente el contacto de tus manos con el libro y la sensación más amplia del contacto de tu cuerpo con la silla o la cama. Dirige ahora tu atención a la respiración y mira si puedes sentir, desde el interior, el modo en que la respiración mece amablemente tu cuerpo. Deja que, en cada espiración, tu cuerpo se asiente en el suelo. Imagina que estás flotando en un océano y te ves acunado por el movimiento continuo y rítmico de las olas del mar.

Imagina que todos los aspectos diferentes de tu experiencia de este momento se producen dentro de un campo abierto y amplio de conciencia. Deja que todo aparezca y desaparezca con una sensación cambiante y fluida, sin pretender alejarte de las sensaciones desagradables ni aferrarte a las placenteras. Probablemente te descubras relajado en un momento y atrapado en una experiencia al momento siguiente. Nunca olvides que, por más que adviertas un momento de resistencia o aferramiento, siempre puedes relajarte y recuperar de nuevo la sensación de amplitud y apertura. Deja que tu conciencia se centre en la zona de tu vientre.

Permite que tu conciencia permanezca abierta e inclusiva y que lo acepte todo, ya sea una experiencia interna o algo que percibas a través de los sentidos como, por ejemplo, un sonido.

comunican contigo. Cuanto mayor sea tu fortaleza emocional, menos vulnerable te sentirás, menos importancia tendrán y menos arrastrado te verás, en consecuencia, por las dificultades. En tal caso podrás relajarte y disfrutar mucho más de la compañía de otras personas.

## La conciencia del mundo

Una dimensión última del contenedor mayor consiste en tornarse consciente del mundo que te rodea. Yo tuve una fuerte experiencia de esto poco antes de cumplir los 30, cuando pasé un año y medio haciendo una película basada en imágenes de la naturaleza. La meditación me enseñó a «ser», con lo que aprendí a no escapar de mi dolor y a tornarme consciente del mundo que me rodeaba. No podía hacer excursiones ni escalada, pero la fotografía me permitió combinar el amor a la naturaleza con el placer de hacer cosas. Así fue como la película se vio enriquecida por mi experiencia en el hospital, mi curiosidad sobre el tiempo y el espacio y por el misterio del momento atemporal presente.

Mientras viajaba por algunos de los lugares más hermosos de Nueva Zelanda, trataba de ver el mundo más profundamente. Me tumbaba de espaldas en el suelo a mirar el cielo –un cielo azul como solo puede serlo el neozelandés– y fotografiaba las nubes y los colores incesantemente cambiantes. Fotografié la arena ferruginosa de una playa volcánica desde tan cerca que bien hubiera podido ser la imagen de una galaxia; llamas brincando y saltando, desarmando cualquier ilusión de una imagen congelada que pudiese atrapar el implacable movimiento del fuego, o una apacible corriente de agua precipitándose frenéticamente en una cascada. Aprendí a ver la increíble belleza que se ocultaba en la profundidad de las cosas, la naturaleza continuamente cambiante de la materia y la consiguiente imposibilidad de aferrarme a nada, porque la naturaleza esencial de todo es el cambio. ¿Crees que es posible apresar un puñado de nubes? Y lo mismo sucede con el movimiento de las olas porque, apenas capturas una imagen, la ola ya ha desaparecido.

Mi búsqueda consistió en apreciar la exquisita belleza de la vida sin aferrarme a ella y permanecer abierta a las texturas del mundo que me rodeaba permitiendo, simultáneamente, que la experiencia escapase entre mis dedos abiertos. Todas estas fascinantes experiencias han permanecido, desde entonces, conmigo, enseñándome importantes lecciones vitales.

## Quinto paso: Elección. Aprender a responder en lugar de reaccionar

Desde esta perspectiva más amplia puedes pasar al quinto paso: aprender a *responder*, en lugar de *reaccionar*, a tu experiencia, especialmente cuando esta resulta difícil.[3] La sensación de que tienes la libertad de elegir el modo de responder constituye el meollo mismo de la práctica de mindfulness.

Cada uno de los cinco pasos supone, en cierto modo, una elección. Puedes elegir empezar a darte cuenta de tu experiencia en lugar de evitarla, puedes decidir *orientarte hacia los aspectos dolorosos* de tu experiencia y puedes preferir, en su lugar, *buscar sus facetas placenteras*. Estos estadios jalonan los diferentes aspectos de tu experiencia, ayudándote a distinguir el sufrimiento primario (es decir, el dolor o las sensaciones desagradables reales) del sufrimiento secundario (derivado de tu resistencia). Esto crea una sensación de espacio, como si fueses un gran contenedor. En lugar de sentir que tu dolor te desborda o que estás atrapado en una batalla que no deja espacio para elegir tu respuesta, puedes descubrir formas de responder creativamente, con un corazón amable y flexible, a cualquier circunstancia. Los estadios anteriores de mindfulness allanan el camino para actuar con iniciativa y confianza.

Cuando te aproximas, de este modo, plenamente atento, la vida deja de ser una fuente de distracción y resistencia y se convierte en una oportunidad para tomar decisiones llenas de posibilidades creativas.

Veamos un ejemplo, procedente de mi diario, del modo en que abordo este punto:

> Hoy me he despertado cansada y con náuseas, pero también dispuesta, como había decidido, a escribir. Quería superar el dolor de espalda, la fatiga y la náusea y me sentía luchando con mi dolor, al tiempo que la tensión crecía en mi cuerpo. Cuando me di cuenta, decidí hacer un alto, descansar y escuchar un CD de meditación. Finalmente sentí que había conseguido salir de un viejo surco de conducta y que mi perspectiva se había ampliado. También me di cuenta de que poco importaba, en realidad, si escribía o no hoy lo que pensaba. Ahora son las 5,30 y escribo fluidamente. He puesto el despertador para recordar la necesidad de hacer un descanso dentro de 20 minutos y, cuando suene, me enfrentaré de nuevo la misma alternativa. ¿Reaccionaré ignorándolo o responderé acostándome?

## Mindfulness no es represión

Es fácil que, cuando oigas hablar de la importancia de responder y no reaccionar, concluyas que «no debes» reaccionar. Puedes ver las emociones difíciles y creer que, si te sientes enfadado o irritable, tu práctica de mindfulness ha fracasado. Pero mindfulness consiste en ser *sinceramente* consciente, sin sobreponer una capa de falsa ecuanimidad. La práctica, si estás enfadado, consiste en ser consciente de lo que está ocurriendo sin juzgarlo y descubrir el mejor modo de responder.

No es fácil vivir con el dolor y es muy comprensible, por tanto, que si te sientes malhumorado o irritable, pero reconoces esos sentimientos apenas aparecen, descubras un espacio entre ellos. Esas emociones suelen retroalimentar una espiral creciente de culpa, rabia y lástima por uno mismo, pero siempre es posible encontrar momentos en los que alentar espacios mentales más interesantes. No es fácil enfrentarse a la propia negatividad, lo que puede llegar, en ocasiones, a resultar humillante, pero cada vez que lo haces, conquistas una pequeña parcela de libertad.

Cuando nos reunimos ayer para cenar, en el retiro de formación que estamos dirigiendo juntos, tuve la sensación de que mi colega Ratnaguna me rehuía. Me había dicho, sin culpar de ello a nadie, que se sentía irritable. Su experiencia de meditación le permitía evaluar directa y exactamente lo que estaba sintiendo, de modo que resultaba fácil conectar con él. Él también sabía por experiencia que esta irritabilidad suele derivarse de la tristeza, de modo que solo necesitaba tiempo para estar a solas con su experiencia, que podía entonces asentarse hasta desaparecer. Me resultó muy inspirador descubrir que Ratnaguna podía ser sincero con sus emociones difíciles sin reprimirlas ni identificarse excesivamente con ellas y que tuviese el valor para acercarse a la tristeza subyacente proporcionándole el espacio necesario a fin de que siguiese su curso natural sin interrupciones.

Uno de los efectos principales de mi dolor es que me siento impaciente e irascible, especialmente en conversaciones largas o situaciones grupales que requieren paciencia. Si debo tomar una decisión, quiero tomarla lo antes posible, una actitud que se deriva de la idea de que, cuanto antes finalice, antes podré descansar. Pero esta actitud resulta difícil para los demás y llega a afectar incluso a mis relaciones y amistades. Quisiera que no fuese así, pero he descubierto que lo mejor que, en tal caso, puedo hacer, es permitirme sentir irritado cuando ocurra en lugar de empeñarme en impedir la emergencia de la irritación. La práctica de mindfulness me ayuda a darme cuenta de lo que sucede sin defenderme demasiado y dar los pasos necesarios para comportarme de manera diferente.

## Pasos especiales para la práctica de mindfulness con el dolor y la enfermedad

Mindfulness puede parecer engañosamente simple, de modo que quisiera entrar en unas pocas áreas especialmente relevantes para quienes viven sumidos en el dolor y la enfermedad.

### Trabajar con el dolor intenso

Hay veces en que la experiencia del dolor físico es tan intensa que no es posible, independientemente de la meditación, relajación u otras técnicas que hayas practicado, trabajar de forma consciente con ella. Es importante que no te sientas fracasado ni desbordado por la experiencia física, porque siempre es posible volver atrás.

Después de mi última operación tuve que permanecer seis semanas en el hospital y hasta los últimos días me sentí emocionalmente positiva y logré mantener la ecuanimidad y la paciencia, pero el dolor se intensificaba, al tiempo que crecía el miedo, el desaliento y la lástima por uno mismo. Recibí la visita de una amiga y me quejé de la conducta de otro amigo que sentía que me había decepcionado. Pero, cuando se marchó, todavía me sentí peor; no solo porque aún debía enfrentarme a mi dolor, sino también porque me sentía culpable por mi reacción y sus efectos sobre mi amiga. Cuando, a la mañana siguiente, la llamé por teléfono y le pedí perdón, me sentí inmediatamente aliviada. Poco a poco empecé a salir del pozo y aprendí la importante lección de que, aun cuando estuviese en el más infernal de los estados y no pudiese dar marcha atrás y modificar mi reacción, siempre podía volver atrás y buscar un momento en el que pudiera elegir.

## Prescripción médica y mindfulness

Hay quienes creen que la práctica de mindfulness está reñida con el empleo de calmantes, tranquilizantes, antidepresivos, etcétera, que afectan al funcionamiento de la mente. Pero ambas cosas, en mi opinión, no son incompatibles. Es cierto que algunos fármacos entorpecen la mente, pero no lo es menos que lo mismo hace el dolor crónico. Cuando reduzco demasiado la dosis de medicación, me siento tensa y agotada, lo que no contribuye a desarrollar la conciencia, de modo que consulto con mi asesor de gestión del dolor la dosis adecuada. La clave consiste en descubrir la dosis óptima, la dosis que, sin verme desbordada por el dolor, deja mi mente lo más clara posible.

Somos muchas las personas a las que la práctica de mindfulness ha ayudado a sentirse más tranquilas y felices y a dormir mejor, permitiéndonos reducir la dosis de tranquilizantes y de pastillas para dormir, pero debemos dejar el ajuste de la dosis en manos de un profesional de la salud.

## Distracción y mindfulness

¿Hay lugar, cuando prestas una atención completa a la experiencia
–es decir, una atención que incluya el dolor–, para la distracción? Yo
creo que, independientemente de que tu condición sea aguda o crónica, siempre que tengas en cuenta tu motivación, el dolor tiene un
lugar. Sabes que el dolor agudo pasará, lo que puede ayudarte a dejar a un lado tu mente y hacer algo más interesante que dedicarte
simplemente a observarlo. En el caso del dolor crónico, sin embargo, la distracción puede crear un hábito de evitación que intensifique
el sufrimiento. Si la madre ignora el llanto de su hijo porque está
ocupada, el niño llorará más fuerte provocando un ruido de fondo
que hará todavía más estresante la actividad de la madre. Pero, si la
madre le presta la debida atención, el niño se tranquilizará y lo mismo ocurrirá con esta. Algo parecido sucede con el dolor corporal. Si
abres un espacio en tu conciencia para que el dolor quepa, puedes
acomodarlo en una perspectiva más amplia mientras continúas con
tu tarea y prosigues la búsqueda de tus intereses. Y este enfoque alienta, a largo plazo, una vida más plena y exitosa.

Yo llamo «distracción compulsiva» al intento de escapar y negar
la experiencia dolorosa, pero una respuesta alternativa es la «diver-
sión consciente», que consiste en involucrarte deliberadamente en
otra cosa para alejar tu mente del dolor. Hay un lugar para ello en la
gestión del dolor basada en mindfulness. A veces decido, como forma interesante y divertida de relajarme y descansar, leer una novela
o ver una película, un tipo de decisión consciente que nada tiene que
ver con huir de una distracción a otra.

# 6. Sanación, totalidad y cura

*¡Ah, dejar de estar separado*
*sin división alguna*
*de las leyes de las estrellas!*
*¿Qué es lo interior,*
*sino un firmamento intensificado*
*surcado por miles de pájaros y profundo*
*con el viento que nos da la bienvenida?*

RAINER MARIA RILKE[1]

El énfasis que la moderna medicina pone en encontrar una cura a todo lo que afecta a la salud es extraordinario si la enfermedad puede ser curada, pero lo cierto es que no está tan bien equipada para enfrentarse a problemas incurables que generan dolor y enfermedad crónica. Cuando Christopher Reeve, el actor que desempeñó el papel de Supermán, quedó paralizado del cuello para abajo debido a una caída accidental de un caballo, utilizó su imagen para alentar la investigación sobre la curación de las lesiones de la médula espinal (LME), convirtiéndose en una figura clave en esta investigación. Hasta el momento de su muerte, que se produjo en 2005, trabajó infatigablemente en su rehabilitación con el fin de mantener su musculatura en buena condición hasta que la ciencia encontrase una cura para la parálisis. Su empeño contribuyó muy positivamente al avance de la comprensión de las lesiones de la médula espinal, pero la publicidad que rodeó a la nueva investigación llevó también a personas que acababan de padecer la enfermedad a creer que no tardaría en descubrirse una cura, de modo que no se esforzaron en su rehabilitación ni en capacitarse en el uso de la silla de ruedas. Esa espera pasiva de una cura limitó su vida mucho más de lo que hubiese ocurrido de haberse adaptado a una vida activa en una silla de ruedas.

Obviamente, es muy importante que los investigadores hagan todo lo que esté a su alcance para alentar la comprensión científica y descubrir nuevos tratamientos. Pero, quienes padecemos de una enfermedad crónica, también necesitamos estrategias que nos ayuden a vivir bien aquí y ahora. Son muchos, hoy en día, los profesionales de la medicina y la psicología que trabajan dentro del campo de la gestión del dolor que reconocen la importancia de aceptar el dolor y de aprender a vivir con él. Y mindfulness puede desempeñar, en este proceso, un papel fundamental porque, aunque no exista cura para tu enfermedad, la atención plena puede convertirse en un factor de curación muy importante.

Mindfulness y la curación tienen que ver con tornarse más integrado y total. Aunque uno no esté físicamente «entero» debido a una lesión, una operación o una enfermedad, todavía puede mantener una relación sana y completa con su cuerpo y su mente, entre él y el mundo. Estas conexiones pueden llegar incluso a ser sagradas; no en vano palabras como «curación», «salud», «sagrado» y «totalidad» proceden de la misma raíz etimológica [*healing*, *health*, *holy* y *wholeness*, respectivamente, en inglés].[2] La totalidad es, en este sentido, clave para el logro de la felicidad y la paz interior.

La palabra «integración» también está ligada a la palabra «totalidad» y procede del término latino *integratio*, que significa «renovación» o «recuperación de la totalidad». Los momentos de totalidad atenta se experimentan, según mi experiencia, como una vuelta a casa, algo que intuitivamente reconozco como la recuperación de la salud y la verdad. Cuando estoy fragmentado, fracturado y dividido también sé que, en cierto modo, estoy exilada y separada de ese «firmamento intensificado» del mundo interno que menciona el poema de Rilke con que iniciábamos este capítulo. La práctica de mindfulness es un viaje a la totalidad.

## Diferencia entre sanación y cura

Es importante no confundir la curación profunda con la simple idea de «cura». Yo no puedo reparar mi columna dañada ni restablecer el funcionamiento de mis nervios paralizados apelando al poder de mi mente, pero *sí que puedo* cambiar la relación que mantengo con mi enfermedad y encontrarme a gusto en mi cuerpo. Jon Kabat-Zinn describe su trabajo en el Centro de Mindfulness de la Facultad de Medicina de la Universidad de Massachusetts como «curación», aunque muchos de los asistentes a sus cursos padezcan enfermedades que la medicina tradicional considera «intratables»:

Lo que queremos decir es que están experimentando una profunda transformación de su visión. Esta transformación se logra restableciendo el contacto, catalizada por la práctica de la meditación, con la propia totalidad. Cuando, en el silencio de cualquier momento, vislumbramos nuestra propia completud, establecemos un nuevo acuerdo con nuestros problemas y nuestro sufrimiento. Entonces empezamos a vernos, tanto a nosotros como a nuestros problemas, desde un punto de vista diferente, es decir, bajo la perspectiva de la totalidad. Y este cambio de perspectiva establece un contexto completamente diferente dentro del cual podemos ver y trabajar con nuestros problemas, por más serios que estos puedan ser. Se trata de un cambio perceptual que nos aleja de la fragmentación y el aislamiento y nos aproxima a la conexión y la totalidad. Y este cambio va acompañado del paso que conduce desde la impotencia y el pesimismo (es decir, desde sentirse sin control ni posible ayuda), hasta una sensación de lo posible (es decir, hasta la sensación de aceptación, control y paz interior).[3]

Quienes padecen una enfermedad terminal y aprenden mindfulness deben enfrentarse a la más sorprendente de todas las diferencias que existen entre curación y cura. Todos debemos enfrentarnos, más pronto o más tarde, a la muerte, porque la muerte forma parte de la vida de cualquiera, pero como Stephen Levine sugiere en su libro *Sanar en la vida y en la muerte*,[4] todavía puedes curarte cambiando tu relación con la muerte. La curación, desde esta perspectiva, no significa ausencia de síntomas, de enfermedad o de discapacidad y solo descubres su significado embarcándote en tu propio viaje personal de curación. Este viaje, que a menudo implica reconciliarse con tu situación y renunciar a una imposible búsqueda de cura, es, a menudo, un proceso largo y complejo. Requiere tiempo ver la necesidad de curar la *actitud* con la que nos enfrentamos a nuestras dificultades.

## Mi camino a la totalidad

Remontándome a la época en que, hace 30 años, en 1976, me lesioné la espalda, veo que mi viaje curativo ha atravesado tres fases sucesivas de unos 10 años aproximados cada una (tres fases que se asemejan a los estadios del duelo descritos por Elizabeth Kübler Ross)[5]. Aunque los detalles concretos de mi experiencia sean únicos, estas fases parecen ser comunes a todos los seres humanos que se enfrentan a un problema imposible: «¿Cómo aceptar lo inaceptable?».

## Primera fase: Negación

Durante los primeros 10 años que siguieron al inicio de mi enfermedad, ignoraba el dolor y trataba de vivir una vida normal. De hecho, me esforzaba en ser todavía más activa que los demás. Iba en bicicleta y me empeñaba frenéticamente en demostrarme que todavía podía hacerlo. Trabajaba 60 horas por semana, a veces incluso durante toda la noche, para cumplir con los plazos de entrega estipulados. Y, si alguien me preguntaba por mi dolor, me avergonzaba y me veía obligada a abandonar la habitación y refugiarme secretamente en el cuarto de baño para tomar unos calmantes que me permitieran seguir trabajando.

El dolor era mi enemigo y me empeñaba, a través del esfuerzo y la determinación, en vivir en una suerte de universo paralelo en el que el dolor no tenía cabida. Ni siquiera reconocía mi dolor y malestar y estaba furiosa con mi cuerpo por su fragilidad y haberme traicionado; y cuando esa actitud dejaba de funcionar, me refugiaba en la inconsciencia. Cuando hoy pienso en esa joven lamento que, en aquel tiempo, no conociese otra forma de ser.

## Segunda fase: Negociación

Diez años después de mi lesión original y un par de años después del accidente de automóvil, la negación tocó a su fin y tropecé con el muro del agotamiento. Entonces experimenté la gran crisis que he descrito al comienzo de este libro y, cuando no pude seguir ignorando mi cuerpo, di el primer paso en el camino de la conciencia. Abandoné mi carrera en el mundo del cine, empecé a meditar y traté de asumir la responsabilidad de mí misma. Practiqué yoga (¡esforzadamente, por supuesto!), visité a terapeutas alternativos y empecé el lento y doloroso proceso de volver a conectar con mi cuerpo. Fue un tiempo aterrador y desbordante, pero supuso el comienzo de mi viaje de vuelta a casa.

Durante esta fase, que duró otros 10 años, emprendí prácticas de ayuda, pero se trató de una forma implícita de negociación. Mi motivación se derivaba de la posibilidad de que mis problemas se desvaneciesen: «Si hago yoga, podré curar mi espalda. La osteopatía me curará. La meditación acabará con mi dolor». Y, aunque todos esos tratamientos me ayudaron y me proporcionaron una mayor paz mental, mi experiencia todavía era tensa porque, en lo más profundo de mi ser, seguía creyendo que el único modo de sanarme era curar mi enfermedad. Periódicamente, la experiencia del dolor irrumpía con una espantosa brutalidad. Y, cuando eso sucedía, me sentía fracasada y que debía esforzarme más, para quedarme todavía más confundida y desalentada al descubrir que el dolor persistía y el ciclo continuaba, dejándome emocionalmente desesperada y agotada. Sabía que estaba «haciendo las cosas adecuadas», pero estaba muy lejos de lograr el resultado deseado.

## Tercera fase: Aceptación

En 1997, mi estado empeoró y experimenté una crisis que bloqueó el funcionamiento de mis intestinos y de mi vejiga y paralizó parcialmente mis piernas. Empecé a utilizar silla de ruedas y necesite cirugía mayor para reconstruir la parte inferior de mi columna. Esa fue una temporada difícil en la que tuve que profundizar en mí misma para reconocer que la actitud de negociación y falta de aceptación me había dañado. Estaba pagando el peaje por haber tratado de un modo tan implacable a mi cuerpo.

Durante los cinco años que siguieron a mi recaída y tras la operación que, en 2002, mejoró las cosas, me vi obligada a pasar tres meses tumbada en cama de espaldas y pasar varios años sin poder salir de casa. Fue un tránsito muy difícil. Además de al dolor, tuve que enfrentarme a mis hábitos más profundos y destructivos, especialmente a mi tendencia a llevar las cosas al extremo y arrojarlo todo por la borda. Poco a poco fui rehabilitándome y recuperando mi fortaleza, pero en esa ocasión lo hice sobre cimientos más amables y realistas y asumí el compromiso de aplicar mindfulness a mis actividades cotidianas.

Fue durante ese tiempo cuando empecé a elaborar el programa Respira Vida Breathworks. Y fueron muchas las cosas que entonces aprendí, tanto de mis aciertos como de mis errores. Dirigir los cursos me sacó de mí y amplió mi horizonte. El espíritu que, aun en las circunstancias más adversas, vi salir de mí desempeñó un papel muy importante en mi rehabilitación.

Sin darme cuenta siquiera, he entrado en una tercera fase de la curación, la aceptación. Hay quienes confunden aceptación con resignación y pasividad, pero lo cierto es que el significado etimológico del término latino *capere*, del que se deriva «aceptación», es el de «asumir». Aceptar significa, pues, «hacerse cargo» activamente, de un modo realista y consciente, de la experiencia. Estoy decidida a mantener la función y la movilidad, pero mi intención subyacente ya no es la de desembarazarme de mi dolor ni «vencerlo». Simplemente vivo en mi cuerpo tal cual es tratando de estar, en cada momento, lo más despierta posible. Acepto que mi cuerpo está irreversiblemente dañado y que jamás me libraré completamente del dolor. No es que me guste, pero ya no lucho como antes y, en consecuencia, ya no domina mi vida.

Recientemente leí unas memorias muy interesantes de Matthew Sandford que, a los 13 años, quedó paralizado de cintura para abajo en un terrible accidente de automóvil en el que murieron su padre y su hermana. Durante 28 años estuvo sumido en un viaje muy parecido al mío y ahora es profesor de yoga. También él, como yo, pasó muchos años tratando de superar sus dificultades mediante la voluntad y experimentó la correspondiente escisión entre su cuerpo y su mente:

> Imagina que pasas de una habitación bien iluminada a otra oscura. Imagina la oscuridad como una representación visual del silencio (provocada por la enajenación del cuerpo). Mi rehabilitación [...] me llevó a pelearme deliberadamente con la oscuridad. Me empeñaba en moverme rápida y esforzadamente en lugar de lenta y amablemente. Trataba de compensar lo que no podía ver [...] Mis brazos y mi silla de ruedas se veían alentadas por la tendencia compensadora de seguir con mi vida. Mis esfuerzos se dirigían a demostrar que la oscuridad de la habitación no importaba. Podía superarlo y moverme de un modo tan eficaz como si la luz todavía se hallara presente.[6]

Yo reconozco también esa habitación oscura en la que viví durante mis años de negación y negociación y el esfuerzo que suponía luchar contra ello. El punto de inflexión de Matthew se produjo cuando se preguntó lo que sucedería si pudiese «trabajar con la oscuridad».[7] Y ello implicó el abandono de la actitud de lucha y el aprendizaje de la paciencia:

> Dejar de moverme, esperar a que mis ojos se acomodasen a la oscuridad, abrir un espacio al silencio y ver lo que entonces ocurre. Aunque la visión completa no volverá, a menudo hay suficiente luz en la habitación para encontrar mi propio camino. Al cabo de un rato, aparece la luna, los sonidos ganan textura y el mundo se revela de nuevo, solo que más oscuro.[8]

A esos de los 20 años, Matthew descubrió el yoga y empezó a prestar atención a los aspectos más sutiles de su experiencia física. Entonces descubrió lo realmente misteriosa que es la relación entre el cuerpo y la mente:

> Si escucho internamente la totalidad de mi experiencia, es decir, tanto de mi cuerpo como de mi mente, esta puede llegar a sentir mi pierna [...] Se trata simplemente de aprender a escuchar un nivel diferente de presencia y entender que, dentro de mi parálisis, el silencio sigue presente [...] Cuando escucho de verdad, escucho lo que existe antes del movimiento [...] lo que está presente antes de que el esfuerzo y la acción me sumerjan en el mundo, antes incluso de que mi voluntad se ponga en marcha [...] Entonces logro una especie de conciencia energética: un hormigueo, una sensación de movimiento, una especie de zumbido, pero no externo, sino interno. Es una forma de presencia que conecta sutilmente mi mente con mi cuerpo.[9]

Esta conciencia fue, para Matthew, profundamente restauradora y reproduce mi experiencia cuando dice: «Son muchas las oportunidades de curar la relación entre el cuerpo y la mente. Hay otra forma de curación que no se limita a volver a caminar».[10] El viaje curativo nunca termina: simplemente tienes la oportunidad de vivir instante tras instante y día a día lo más plenamente que puedas. Nunca es sencillo y, pese a mis 20 años de experiencia con la meditación, a menudo descubro que, cuando el cuerpo me duele, mi conciencia quiere escapar de él. Pero, como Matthew, yo estoy comprometida, pese a las lesiones y el dolor, con la práctica de volver a mi cuerpo tan plenamente como pueda y encontrar en él descanso, tranquilidad y paz; así es como funciona mi vida. Como dice Matthew: «Todavía estoy aprendiendo a regresar a mi cuerpo y seguiré haciéndolo durante el resto de mi vida».[11]

## Curación hacia la condición humana

Mindfulness, que consiste en descansar más plenamente en el momento, se ha convertido en un regalo inesperado. He experimentado un cambio muy profundo en el que toda mi vida, incluido el dolor, se ha convertido en una oportunidad para conectar con los demás. Luchar con mi dolor y tratar de escapar de él alentaba una preocupación por mí que erigía un muro de separación con los demás y con el mundo. No había ahí silencio ni espacio interno, en consecuencia, que me permitiera mirar por encima de la trinchera y asumir una visión completamente diferente de la vida. Cuando eso finalmente ocurrió fue como un giro de 180° que, en lugar de *alejarme* de la vida en busca de una existencia «mejor», me acercó de nuevo hacia ella. Me sentía como una persona aislada en el desierto, pero la visión estaba ahora llena de color, variedad... y otras personas.

Yo llamo a esta transformación «curación hacia la condición humana» que, para mí, es la más profunda de todas las curaciones. Me ha ayudado a ocupar, tal como soy –limitada pero viva, como todo el mundo–, el lugar que me corresponde en el seno de la humanidad. Liberarse de la obligación de ser perfecta a cada instante es todo un alivio y una oportunidad para la empatía y la conexión en la que el dolor, la alegría y la capacidad de amar y ser amada se reflejan en los demás.

La totalidad es inclusiva. Si dejas fuera un solo aspecto, aun el más pequeño, de tu ser, la totalidad se ve fracturada. Si excluyes el dolor y las dificultades de tu vida resistiéndote a ellas o las destierras al frío de la inconsciencia, tampoco podrás, en el sentido más profundo, ser total ni ser feliz. Pero si, por el contrario, te abres a la vida sin resistirte ni aferrarte a ella, podrás ser –como el ganso salvaje del siguiente poema de Mary Oliver– sano y total, independientemente del tipo de lesión o enfermedad que te aqueje. Sin importar quien seas y sin importar lo solitario y desesperado que te encuentres, «el mundo se te ofrece en tu imaginación». Como el ganso, puedes «retomar tu camino de regreso» y proclamar «el lugar que ocupas en la familia de las cosas».

GANSOS SALVAJES

No tienes que ser bueno,
no tienes que avanzar de rodillas por el desierto
centenares de kilómetros mostrando tu arrepentimiento.
Solo tienes que dejar que el buen animal que hay en tu cuerpo
    ame lo que ama.
Cuéntame tus penas y yo te contaré las mías,
mientras el mundo avanza,
mientras el sol y los guijarros lavados por la lluvia
atraviesan el paisaje,
los prados, los frondosos árboles,
las montañas y los ríos.
Mientras los gansos salvajes emprenden, surcando el limpio cielo azul,
su camino de regreso.
Seas quien seas e independientemente de lo aislado que te encuentres,
el mundo se ofrece a tu imaginación llamándote,
como lo hace también el graznido áspero y emocionante
    de esos gansos salvajes,
proclamando una y otra vez el lugar que ocupas
en la gran familia de las cosas.[12]

**Parte III**

# Volviendo a la casa del cuerpo

# 7. La respiración

*El viento de la mañana trae consigo nuevos aromas.*
*Levántate y ábrete*
*a ese viento que te mantiene vivo.*
*Respíralo antes de que se vaya.*

RUMI[1]

## La conciencia corporal como rehabilitación

En un relato breve titulado «Un triste caso», James Joyce describe a un personaje llamado Mr Duffy diciendo que: «vivía a corta distancia de su cuerpo».[2] Esta extraordinaria descripción evoca una forma de vida muy familiar para mí en la época en que no estaba atenta. Mis acciones estaban entonces motivadas por mis ideas y mi voluntad. Yo solo era consciente de cuello para arriba y me sentía muy alejada del resto de mi cuerpo, como si estuviera envuelto en la niebla. Y, por más que mi cuerpo llorase pidiendo atención, su llanto parecía muy distante y yo esperaba que, si lo ignoraba, acabase desapareciendo.

En esta sección exploraremos muy atentamente el cuerpo, que es muy importante para quienes vivimos con el dolor y la enfermedad. Y como el cuerpo es, a menudo, lo último de lo que queremos ser conscientes, desarrollamos hábitos que nos enseñan a huir de tal conciencia. Por más comprensible que sea esta reacción al hecho de vivir con un cuerpo dolorido, no deja de generar, sin embargo, un sufrimiento secundario. Una de las funciones de mindfulness consiste en invitar a la conciencia a regresar al cuerpo como un lugar amable y bondadoso en el que descansar.

Una forma evocadora de referirnos a lo que sucede cuando se recupera esta conexión apela al término «rehabilitación», lo que significa «corregir» o «restaurar». Se trata de un término que comparte raíz etimológica con el verbo francés *habiter*, que significa «habitar», de modo que podemos entender la rehabilitación como el proceso que consiste en aprender a vivir o a morar de nuevo en uno mismo para recuperar el bienestar.[3] Todos los métodos presentados en este libro son formas de «rehabitar» el cuerpo de un modo más armonioso y cómodo, independientemente de lo doloroso que pueda resultar. Aprender a vivir con el cuerpo en lugar de *luchar* contra él es el camino que conduce a una rehabilitación y una calidad de vida más rica y satisfactoria.

Una de las formas más eficaces de aportar conciencia al cuerpo consiste en prestar atención a la respiración. Se trata de una presencia y de un ritmo constante en nuestro cuerpo, y, cada vez que cobras conciencia de ella, experimentas naturalmente un momento de conciencia corporal. Esta es una de las razones por las que Respira Vida Breathworks concede tanta importancia a la respiración.

## ¿Qué es la respiración?

El proceso llamado «respiración» es una de las muchas cosas que habitualmente damos por sentadas. Es un proceso que entra y sale de nuestro cuerpo unas 12.000 veces al día o unos 4 millones de veces al año y que quizás constituya la más sencilla de las actividades afirmadoras de la vida. «Respirar» es la etiqueta con la que englobamos todos los movimientos físicos que se encargan de que el aire entre y salga de nuestro cuerpo. Una forma de pensar en la respiración es en términos de «aire prestado».

La naturaleza entera reproduce el ritmo de la respiración. Podemos verla tanto en la respiración interna de las células como en el flujo y reflujo de las mareas, en el crecimiento y mengua de la luna y en la sucesión de las estaciones. Los peces, los pájaros y aun las formas de vida celular más básicas se atienen al ritmo respiratorio: tomar y soltar, ascender y descender, hacia adentro y hacia afuera. También se expresa en el movimiento pulsante de una medusa que se mueve por el mar desplazando el agua, e incluso las plantas tienen una forma de respiración que reproduce la nuestra. Estos ritmos naturales cambian sin parar: no hay dos mareas que tengan exactamente el mismo tamaño o duración; y probablemente nuestra respiración cambie también de continuo en torno a una pauta rítmica básica y cada respiración tenga una cualidad única.

La respiración se ha asociado, a lo largo de la historia y de las culturas, a la salud, la conciencia y el espíritu. En el sánscrito antiguo, por ejemplo, *prana* es la fuerza de la vida desarrollándose dentro de nosotros de un modo estrechamente ligado a la respiración, que solo cesa en el momento de la muerte. La respiración es como un río que, en su avance por un valle seco, va vivificando todo lo que toca. Si somos conscientes de su belleza y de su misterio, podemos aprender a vivir, por más que nuestro cuerpo se halle sumido en el dolor, de un modo digno, sano y vital.

## La anatomía de la respiración

La principal función física con la que cumple la respiración es la de aportar oxígeno a las células del cuerpo, donde se utiliza para «quemar» químicamente alimento, liberando una energía fundamental para la vida. Este proceso genera dióxido de carbono, un producto de desecho que, durante la espiración, se expulsa de nuevo a la atmósfera. En ausencia de oxígeno, las células mueren, razón por la cual la respiración es el primer y el último acto de la vida consciente.

El proceso bioquímico completo mediante el cual el oxígeno contenido en el aire alimenta las células empieza cuando la inspiración se ve desencadenada por sistemas internos encargados de regular el ritmo respiratorio necesario para mantener una tasa estable de oxígeno y dióxido de carbono en sangre. El gran músculo del diafragma central se achata y las costillas se expanden, generando un vacío parcial en la cavidad torácica. Cuando la presión del aire en el interior del pecho es inferior a la de la atmósfera, el aire entra y fluye hasta los pequeños alveolos ubicados en los pulmones, donde el oxígeno pasa a la sangre para verse bombeado luego, desde ahí, a todo el cuerpo (Figura 3). Cuando llega a las células, se libera en los tejidos y se transforma en energía. Simultáneamente, el producto de desecho (dióxido de carbono) pasa de las células a la sangre, desde donde regresa, a través del sistema circulatorio, a los pulmones. Una vez en los alveolos pulmonares, el aire acaba siendo expulsado del cuerpo durante la espiración cuando el diafragma, al relajarse, desinfla los pulmones.

Todo el proceso se ve iniciado por dos grupos musculares: los músculos primarios o esenciales para la respiración completa, y los músculos secundarios o accesorios. Durante la respiración óptima, los músculos primarios hacen casi todo el trabajo; son más profundos y ocupan un lugar inferior e incluyen el diafragma, la musculatura intercostal (así llamada por hallarse entre las costillas) y la musculatura abdominal profunda que hay en la cara anterior del vientre. Los músculos accesorios, entre los que se encuentran los múscu-

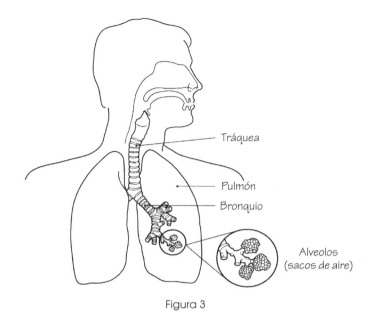

Tráquea

Pulmón

Bronquio

Alveolos
(sacos de aire)

Figura 3

los del cuello, los hombros y las costillas superiores, solo se ocupan del 20% del trabajo respiratorio.

El diafragma es el más importante de todos los músculos respiratorios y el responsable también de la mayor parte del esfuerzo respiratorio. Es un músculo grande y de forma abovedada, como un paracaídas o un paraguas, ubicado en el interior del pecho. Un tendón central lo mantiene justo debajo del corazón, desde donde irradia fibras a modo de los diferentes paneles de un paracaídas. Al frente se inserta en una pequeña protuberancia, llamada proceso xifoides, ubicada en el borde del esternón, y por los lados se une a la cara interior de las costillas inferiores. Dos largos tendones ubicados en la parte posterior lo unen a las primeras cuatro vértebras lumbares en forma de mango de paraguas (Figura 4). Estas conexiones explican que, por más que uno crea que la respiración solo afecta a la parte anterior del cuerpo, también influye profundamente en la parte posterior.

Cada vez que inspiramos, el diafragma se achata y ensancha y, cuando espiramos, se relaja y asciende de nuevo hacia el pecho, recuperando su forma original abovedada (Figura 5). Así es como se mueve de manera continua y regular arriba y abajo. Y, aunque no puedas sentir directamente este movimiento, porque el diafragma descansa en la profundidad del cuerpo, sí puedes inferirlo a través de sus efectos. Cada vez que el diafragma se achata, la inspiración comprime los órganos internos y

Diafragma

Figura 4

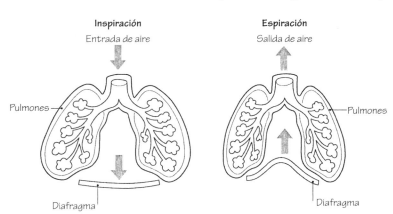

Inspiración
Entrada de aire

Espiración
Salida de aire

Pulmones

Pulmones

Diafragma

Diafragma

Figura 5

provoca el desplazamiento del vientre hacia adelante y los lados. Así es como este movimiento masajea, presiona y comprime continuamente las vísceras, eliminando los residuos y permitiendo que se llenen de nueva sangre, fluidos y oxígeno. Con cada ciclo respiratorio, por ejemplo, los riñones experimentan un desplazamiento vertical de unos 3 centímetros.[4] Y también la columna se ve, del mismo modo, acunada y mecida.

Esta es una descripción de la respiración completa llamada, en ocasiones, respiración diafragmática, que moviliza la totalidad del cuerpo e influye profundamente en nuestra sensación de bienestar. Es muy probable que si tienes dolor, por ejemplo, tu respiración se vea, de algún modo, inhibida, pero, con el tiempo, el simple hecho de prestar atención a esa inhibición con un conocimiento básico de la anatomía implicada puede soltar amablemente cualquier pauta de tensión. Esto permite que la conciencia se asiente profundamente en el cuerpo y restaure las pautas de respiración óptimas que tan beneficiosas son para la salud.

## ¿Por qué es tan importante la conciencia de la respiración?

Mis colegas y yo hemos llamado «Respira Vida Breathworks» a nuestro programa de gestión del dolor basado en mindfulness porque creemos que la conciencia de la respiración constituye una poderosa ayuda para el cultivo de la atención plena, la reconexión con nuestro hogar corporal y la liberación del sufrimiento secundario. Opera como hilo que enhebra las distintas prácticas que configuran nuestro enfoque.

Son varios los modos en que nos ayuda la conciencia de la respiración:

✧ La respiración es un *foco simple y útil de conciencia* para el cultivo de mindfulness.

✧ *Ancla la conciencia al cuerpo.* Solo conocemos directamente la respiración a través de las sensaciones y de los movimientos corporales. Cuando cobras conciencia de la cualidad y textura de cada respiración, tu conciencia se asienta de forma natural en el cuerpo.

✧ *Ancla la conciencia al momento presente.* La conciencia de la respiración siempre es una conciencia del momento presente, porque solo puedes percibir la respiración en el momento en que influye ahora en tu cuerpo. Cualquier respiración pasada o futura no es más que una idea.

✧ *Es una herramienta para gestionar nuestras reacciones al dolor, la enfermedad y el estrés.* Cuando evitas o te resistes al dolor o al malestar, tiendes a contener la respiración o inhibir su movimiento. Todo el mundo hace esto en situaciones de estrés, pero

### LESLIE

Cuatro veces al año formo parte de un equipo que organiza fines de semana para cuidadores. Es difícil trabajar cocinando, limpiando, lavando, etcétera. Cuando mi espalda me duele y me siento mal, utilizo mi respiración para liberar la tensión que se acumula en torno al dolor. Yo puedo sentir realmente la tensión liberándose y quedándome simplemente con el dolor inicial, sin sufrimiento adicional añadido. Veo cómo el dolor cambia instante tras instante y sé que, en ocasiones, basta con soltar lo suficiente para poder pasar el día.

en los casos crónicos, la inhibición de la respiración se convierte en un hábito que genera inconscientemente más dolor y tensión. Así puede dispararse un círculo vicioso en el que el dolor crónico conduce a la tensión que, a su vez, genera más dolor, que provoca más tensión... Respirar *en* la experiencia del dolor interrumpe este ciclo, al tiempo que reduce gradualmente la tensión.

Dirigir con la imaginación la respiración *hacia* el dolor socava naturalmente el hábito de inhibir la respiración, de modo que soltar y relajarme durante la espiración puede suponer una gran liberación. El dolor primario no cambiará pero, a medida que te relajas, los estratos secundarios de tensión y resistencia empiezan a disolverse. Y esto también es aplicable al caso del estrés emocional que, con tanta frecuencia, va asociado a la contracción de la respiración. Cuando cobras conciencia de esta tendencia e inspiras cobrando conciencia de la tensión emocional y soltándola durante la espiración, la calma y la paz emergen naturalmente.

## El espíritu de la investigación

Una forma de empezar a familiarizarte con la respiración como experiencia corporal sentida es a través de la «indagación en la respiración», que consiste simplemente en dirigir, de manera curiosa y amable, la conciencia a las sensaciones que acompañan a la inspiración, dejando a un lado ideas sobre si estás haciendo «bien» o «mal» las cosas.[5] Los lectores interesados pueden encontrar, en www.respiravida-breathworks.net, las tres indagaciones de las que nos ocupamos en este capítulo.

La tendencia de la respiración a crisparse en respuesta a la tensión del puño cerrado pone de relieve la tendencia a inhibir la respi-

## INDAGACIÓN SOBRE LA RESPIRACIÓN 1

Tensa el puño y observa lo que sucede con la respiración. Probablemente descubras que retienes la respiración y que esta puede quedar paralizada en tu abdomen. Relaja ahora tu respiración y dirígela hacia la sensación de tensión. ¿Puedes advertir cómo tu puño se relaja también un poco?

ración en respuesta al dolor. La indagación también nos enseña a utilizar la respiración para romper el ciclo dolor/tensión deshaciendo el hábito de contener la respiración como reacción al dolor, lo que no hace sino generar más tensión.

El hábito de inhibir la respiración puede manifestarse de formas muy distintas, como respiración superficial, detención de la respiración, exceso de respiración, aceleración de la respiración, etcétera.[6] Mindfulness y la conciencia de la respiración te permiten advertir este tipo de hábitos y aflojar y soltar la respiración. También puedes darte cuenta de lo rápida y automáticamente que inhibes y tensas la respiración, porque así es precisamente como funcionan los hábitos. No olvides que la práctica consiste en aflojar amablemente esta ten-

## INDAGACIÓN SOBRE LA RESPIRACIÓN 2: LA RESPIRACIÓN BÁSICA

Adopta una postura cómoda acostado o sentado en una silla. Luego cierra los ojos y conecta con la respiración, sin juzgarla ni modificarla, y coloca tu mano en la parte del cuerpo que más se mueva cuando respiras. Si ves que tu pecho se mueve más que tu abdomen, es que tu respiración es un poco superficial.

Coloca ahora tus manos en el abdomen, justo debajo de la caja torácica, con los dedos anulares de las manos en leve contacto. Deja que el abdomen se mueva libremente mientras, con cada nuevo ciclo respiratorio, tu diafragma se achata y relaja. Deja que esto suceda sin esfuerzo, permitiendo que la respiración se desplace naturalmente a su ritmo, sin inhibición alguna. Deja a un lado cualquier idea sobre lo que está bien y lo que está mal y conecta tan solo de forma curiosa y receptiva con lo que está ocurriendo. Mira si puedes sentir cómo se ablandan y sueltan, bajo tus manos, los músculos abdominales.

Presta atención a lo que está ocurriendo en tu cuerpo, el modo en que las puntas de los dedos se separan levemente al inspirar y vuelven a unirse cuando sueltas el aire. Date cuenta de cualquier tensión que aparezca en tu pecho, tu garganta o tu abdomen. Esto es, en la mayoría de los casos, normal y desaparece apenas empiezas a respirar mejor. También puedes advertir, cuando liberas la tensión, sensaciones inusuales o contracciones musculares; esto también irá atenuándose con el paso del tiempo.

Muchas personas prefieren realizar esta indagación acostadas. Tú también puedes experimentar con otras posturas y cobrar conciencia de la calidad de tu respiración mientras estás sentado, de pie o tumbado.

sión cada vez que la sientas. Poco a poco establecerás, de ese modo, el hábito de una respiración más profunda y relajada.

## Volver a la respiración

La mayoría de nosotros asocia la respiración al pecho y la parte frontal del cuerpo –quizá porque nuestros ojos miran hacia adelante y estamos más conectados con esa parte que con la dorsal–. Pero las costillas y los pulmones forman parte tanto del dorso como del frente de nuestro cuerpo, y la columna también se mueve con la respiración. Prestar atención al movimiento de la «respiración posterior» estimula la dimensión parasimpática de nuestro sistema nervioso autónomo, que está asociado a la calma, el descanso y la relajación.[7] De este modo, se ensancha y profundiza nuestra sensación corporal, permitiendo que la conciencia se zambulla más profundamente en nuestro cuerpo y contrarreste la tendencia a escapar corriendo hacia la siguiente cosa.

## Cualidades de la respiración óptima de cuerpo entero

Deja de moverte y quédate quieto
y la tranquilidad te moverá.
Poema Zen[8]

### Oscilación

Cuando la respiración fluye naturalmente a través del cuerpo, puede haber una sensación amorosa de quietud, aunque nunca de tranquilidad total. La respiración completa ondula y oscila a través del cuerpo como las olas suben y bajan en mitad del océano. Durante la inspiración, este movimiento va desde el centro del cuerpo hasta los poros de la piel y luego se disuelve de nuevo, durante la espiración, hasta llegar al centro, como una flor que se abre y cierra alternativamente.[9]

### Diafragma

El proceso de la respiración completa sigue el ritmo que le impone el movimiento del diafragma. A diferencia de lo que sucede con los músculos secundarios, que ocupan un lugar más elevado en el cuerpo y se tensan y cansan cuando dirigen el proceso de la respiración, el diafragma jamás se fatiga. Por ello, la respiración diafragmática es liberadora y relajante.

Sin esfuerzo

Cuando descansas y respiras óptimamente, cada inspiración emerge de manera natural y sin esfuerzo alguno de la voluntad. El movimiento del diafragma inicia naturalmente la inspiración, pero la espiración también se produce sin ningún esfuerzo muscular. Este es simplemente el resultado de la relajación diafragmática que provoca, al recuperar de nuevo su forma abovedada, la salida del aire de los pulmones, como un balón al desinflarse. Es importante no forzar la espiración ni acelerar la inspiración. *Deja que la respiración discurra a su aire.* La respiración completa siempre es relajante.

Ritmo dos/tres/pausa

La respiración completa es naturalmente tranquila y regular sin caer, por ello, en ningún tipo de automatismo. Es normal que la inspiración dure en torno a dos segundos y que la espiración dure cerca de tres segundos y vaya seguida de una pausa. Dentro de esta pauta, sin embargo, la respiración va cambiando y adaptándose de continuo a las cambiantes condiciones emocionales, mentales y físicas de cada momento.

Abrevar en la fuente de la pausa

Es fascinante explorar la pausa que existe entre el final de la espiración y el comienzo de la inspiración. El cuerpo se mueve con la respiración, pero existe un punto de equilibrio en el que la espiración naturalmente agota su impulso y se desvanece en la quietud. Luego viene un momento de anticipación, una pequeña vibración que acaba conduciendo a la siguiente inspiración.

Cuando una ola refluye y vuelve al mar, el agua se detiene unos instantes antes de reagruparse en una nueva ola que se dirige de nuevo hacia la orilla. La ola se nutre del océano como la inspiración abreva del aire. Si interrumpes el ritmo o aceleras la aparición de la siguiente respiración, perturbarás el proceso respiratorio e inhibirás el precioso momento de «beber aire» en el que nace toda respiración.

## INDAGACIÓN SOBRE LA RESPIRACIÓN 3: LA RESPIRACIÓN COMPLETA

Puedes hacer esta indagación sentado o acostado, como más cómodo y descansado te resulte.

### Introducción

Afloja cualquier tensión corporal y deja que el suelo sostenga el peso de tu cuerpo. Deja que tu cuerpo se hunda a medida que tu conciencia se asienta en el cuerpo. Súmete en esta indagación con un espíritu de amable curiosidad.

### Abdomen

Presta atención a la zona abdominal, la parte blanda y delantera del cuerpo que va desde la pelvis hasta la base de las costillas y la punta inferior del esternón. Establece contacto, mientras respiras, con los movimientos del abdomen. Zambúllete en la parte frontal y lateral, ensanchándote y abriéndote al inspirar y asentándote amablemente al espirar. Siente cómo ese movimiento acuna y masajea tus órganos internos.

## Tensión y relajación

Como no siempre es fácil determinar si tu respiración está o no relajada, te invitamos a prestar atención al abdomen y tratar de retenerlo durante unas cuantas respiraciones, para luego soltarlo completamente en una espiración. En el caso de que descubras que quieres inspirar más profundamente, deja que el aire penetre libremente en el cuerpo y sigue atentamente el desplazamiento de la respiración. Prueba un rato este tipo de respiración relajándote y respirando profundamente a tu modo unas cuantas veces hasta que puedas discernir la diferencia entre tensar y relajar, y deja luego que la respiración recupere su ritmo y el abdomen se ablande. Permite que el movimiento se acomode al ritmo de la respiración y que la espiración llegue sin esfuerzo hasta el final, momento en el cual aflora naturalmente la siguiente inspiración.

## Suelo pélvico

Cobra conciencia ahora del suelo pélvico, la zona en forma de diamante que hay entre el hueso púbico y el cóccix. Advierte cualquier movimiento que reproduzca el movimiento del diafragma y de otros músculos.

Para detectar cualquier tensión, tensa el ano y los glúteos. Presta atención ahora al suelo pélvico, retenlo durante unas cuantas respiraciones y suelta luego completamente, permitiendo que la siguiente inspiración sea plena y profunda. Respira unas cuantas veces a tu ritmo y deja luego que el movimiento se asiente. Presta atención al modo en que el suelo pélvico se abre y expande durante la inspiración y se tonifica y retrae –más amable que una contracción muscular– durante la espiración. También puedes sentir esta relajación del suelo pélvico si dejas que tu mandíbula permanezca abierta y suspiras levemente al respirar, o imagina que, durante la inspiración, se enciende una bombilla en el suelo pélvico que se apaga al espirar.

### Sacro y parte inferior de la columna

Presta atención ahora al dorso de tu cuerpo y siente el sacro, el hueso triangular que hay en la base de tu columna. El sacro soporta la mayor parte de tu peso mientras estás acostado boca arriba, de modo que sentirás presión en esa zona. Advierte cualquier movimiento en esta región, quizás un leve cambio de la sensación de peso al respirar. Expande tu conciencia hasta llegar a incluir la parte inferior de la espalda y siente la leve oscilación que la respiración provoca en la pelvis. Observa cómo la parte inferior de la columna se arquea y aleja del suelo durante la inspiración y se achata y alarga acercándose al suelo durante la espiración. Esos son movimientos sutiles, como el oleaje del océano. Mira, en el caso de que no sientas nada, si puedes imaginar este suave balanceo.

El suelo pélvico, el sacro y el cóccix son las raíces de la respiración natural. Deja que la respiración se asiente profundamente en el cuerpo de modo que su movimiento libre aporte relajación y calma, al tiempo que reduce la tensión en la parte superior del cuerpo.

### Columna

Comienza cobrando conciencia del sacro y del cóccix al final de la columna y asciende gradualmente, vértebra a vértebra, a lo largo de la parte inferior, media y superior de la columna, hasta la zona en la que tu cuello se encuentra con el cráneo. La relación entre las vértebras que configuran la columna es compleja y delicada. Imagina que son restos de madera procedentes de un naufragio, enhebrados por la cuerda espinal, flotando en la superficie del océano. Ascienden durante la inspiración y descienden durante la espiración, sin resistencia ni inhibición alguna, mecidos y acunados por el vaivén de la respiración. Nota la amplitud de la espalda. A cada inspiración se abre y ensancha y se hunde a cada espiración.

## Hombros

Cobra ahora conciencia de los hombros y los brazos. Deja que los brazos descansen en el suelo con las palmas de las manos hacia arriba si eso te resulta cómodo. Así verás cómo responden los hombros a la respiración. Observa el movimiento amable de los hombros durante la inspiración, un movimiento que, comenzando en el esternón, se desplaza, a través de las clavículas, hasta la conexión con los hombros. Advierte cómo los brazos rotan levemente hacia fuera en su articulación con los hombros durante la inspiración y recuperan luego su posición anterior durante la espiración. Descansa unos instantes y, sin pretender cambiar tu respiración, sé muy consciente del movimiento de los hombros y los brazos. Deja que la respiración discurra a su ritmo y déjate llevar por su suave movimiento.

## Garganta

Presta atención ahora a la garganta e imagina que está abierta y relajada, sin ofrecer resistencia alguna al flujo del aire. La ansiedad o el esfuerzo pueden tensar esa zona, especialmente asociada a la comunicación. Trata, si notas alguna tensión, de permitir que la respiración fluya libremente a través de la garganta, aflojando cualquier tensión.

## Respiración completa

Abre tu conciencia y deja que la respiración impregne de tranquilidad todo tu cuerpo: relaja las cuerdas vocales y la garganta, relaja el vientre, relaja las nalgas, relaja el suelo pélvico, relaja la espalda y los hombros, y relaja el rostro y las manos. Deja que, acunado
y mecido por la respiración, tu cuerpo se expanda y relaje –tranquilo pero continuamente en movimiento–. Mira si puedes sentir este
movimiento oscilante en las manos y los pies y que el oleaje provocado por la espiración llegue hasta los límites de tu cuerpo.

Imagina que la piel es como un tejido que cubre todo tu cuerpo y quizás adviertas las sensaciones del contacto de la ropa con
tu piel. Siente, durante la inspiración, cómo los distintos estratos que
componen esa capa se amplían y expanden y cómo, durante la
espiración, vuelven a contraerse.

## Conclusión

Termina poco a poco esta indagación. Cobra conciencia de los
sonidos, así como de la masa y el peso de tu cuerpo. A medida que
consideres la posibilidad de empezar a moverte, esboza la intención
de seguir manteniendo la respiración completa y mira si, en lugar de
resistirte a ella, puedes moverte a su ritmo. Trata, si estás acostado,
de no tensar, mientras te mueves, la espalda y el cuello y gira luego,
si te resulta cómodo, antes de ponerte en pie, tu cuerpo hacia un
lado. Asegúrate de mantener la cabeza naturalmente erguida.

Aunque la conciencia de la respiración sea una simple técnica,
son muchas las personas que descubren el profundo efecto de aprender a trabajar con la respiración, utilizándola para aflojar toda resistencia y toda tensión, en su calidad de vida y su experiencia global
del sufrimiento.

## EMMA

Anoche fui a un concierto y pude permanecer sentada todo el rato disfrutando de cada momento. Cuando me senté, con mis amigos, cerré los ojos y presté atención a la respiración. Entonces advertí, en el cuello, una punzada del dolor provocado por mi enfermedad crónica y la tensión, pero dirigí hacia allí mi respiración y conseguí que mi cuello y hombros se relajasen.

Soy consciente, mientras escucho la música, del movimiento provocado por la respiración. Imagino que, durante la inspiración, inspiro la música y espiro con un sonido. El dolor y el malestar siguen todavía ahí, pero gracias al simple hecho de atender a la música y a la respiración, acaba convirtiéndose en parte de mi experiencia. Cuando el dolor se intensifica, respiro la música hacia el dolor y sigo soltándolo durante la espiración. Al cabo de un par de horas, las últimas notas de la *Sinfonía del Nuevo Mundo* de Dvorak se atenúan, siento el ruido provocado por el público y abro los ojos. A pesar de mi dolor he permanecido todo el rato en trance.

# 8. El movimiento consciente

*Tu pena por lo que has perdido levanta un espejo*
*hasta donde tan valientemente te has esforzado.*

*Esperando lo peor, te atreves a mirar y, en su lugar,*
*descubres el rostro alegre que siempre has esperado.*

*Tu mano se abre y se cierra, se abre y se cierra.*
*Si fuese siempre un puño cerrado o una mano abierta,*
*estarías paralizado.*

*Tu presencia más profunda*
*está en el abrir y cerrar de tus manos,*
*dos movimientos hermosamente equilibrados y coordinados*
*como las alas de un pájaro.*

RUMI[1]

Si quieres emplear mindfulness para ayudarte a vivir mejor con el dolor, la enfermedad o el estrés, es importante que desarrolles la flexibilidad y fortaleza necesarias para moverte dentro de los límites de tu capacidad física. Esto contrarresta cualquier hábito de restringir el movimiento que, en un esfuerzo por evitar el dolor, puedas haber adquirido, desde contraer la respiración hasta evitar cualquier movimiento agotador. Los músculos que no se mueven acaban convirtiéndose en músculos que *no pueden* moverse, lo que pone en marcha un círculo vicioso en el que la contracción y la debilidad desembocan en el agarrotamiento y el dolor, provocando más tensión todavía. La atención al movimiento puede invertir este estado de cosas. El desarrollo de la flexibilidad y la fortaleza, por el contrario, te ayuda a recuperar gradualmente tu confianza en la capacidad de moverte.

### ALISON

Me lesioné la pierna en un terrible accidente de automóvil que me condenó a quedarme mucho tiempo en el hospital y luego en casa. Había permanecido tanto tiempo quieta que estaba rígida y asustada y cualquier movimiento me resultaba doloroso. Cuando practiqué, por vez primera, la atención al movimiento, extendí mi cuerpo y pensé: «No está tan mal. Haré lo que pueda sin tensar».

En Respira Vida Breathworks hemos desarrollado una serie global de movimientos basados en el yoga y en pilates adaptados para personas que viven con el dolor y la enfermedad. Los interesados pueden bajarse de nuestra web (www.respiravida-breathworks.net) un librito o folleto, un DVD y un CD de audio con los movimientos e instrucciones. Veamos ahora los principios básicos y un abanico de movimientos para que los interesados puedan comenzar.

Yo te invito a utilizar el librito, el DVD y el CD del sitio web Respira Vida y a practicar sistemáticamente los distintos movimientos y secuencias de movimientos. Con el paso del tiempo, tu conciencia, flexibilidad y fortaleza aumentarán, mejorando tu capacidad dentro de los límites de tu condición. En mi caso, he descubierto un programa de movimiento cotidiano que ha demostrado ser muy importante para mi salud y bienestar. Voy a nadar un par de veces por semana y regularmente hago una secuencia de movimientos atentos, lo que me ayuda a mantener un nivel de ajuste que mengua rápidamente si dejo de ejercitar unos días los movimientos conscientes.

## Moverte con la respiración

En el capítulo anterior hemos visto que, aunque estés tranquilamente acostado, la respiración va acompañada de un movimiento rítmico incesante. El movimiento es algo natural y necesario para el cuerpo y sus sistemas (musculoesquelético, digestivo, circulatorio, inmunitario, nervioso y endocrino). Aun las células óseas se hallan en continuo movimiento y el esqueleto se ve renovado por completo cada 7-10 años.

Los movimientos presentados en este capítulo se basan en el principio de que el movimiento mismo es natural y se deriva de la respiración. Podríamos considerar incluso este tipo de movimiento como una forma de *respiración en acción*. Debes dejar que tu cuerpo encuentre su flujo, su ritmo y su equilibrio natural y extenderlo luego a varias posturas concretas. Cuando tus movimiento salen de la respiración natural, la energía del cuerpo fluye más libremente y la tensión se libera, aportando fluidez a tu experiencia física, mental y emocional. Si adviertes que tu respiración se ve inhibida, detente, explora cómo se siente y vuelve a conectar con la respiración.

El objetivo de estos movimientos es el de ayudarte a estar atento y ejercitar, mientras te mueves, la *calidad* de tu atención. El hecho de sensibilizarte a las sensaciones corporales te permite habitar tu cuerpo más profundamente y sentirte más relajado, arraigado y vivo. La práctica regular contribuye también al desarrollo de tu fortaleza

**CHARLOTTE**

Charlotte experimenta mucho dolor debido a un síndrome de hipermovilidad, que trata de solucionar mediante el movimiento consciente.

Cuando estoy demasiado tensa me siento como un bloque de hormigón. Me gusta estar activa y conectar sutilmente con mi cuerpo, escuchándolo y dejando que me guíe, de modo que el movimiento consciente es muy importante para mí. A mis articulaciones les gusta moverse, eso es lo que necesitan. Prestar atención al movimiento me ayuda a cobrar conciencia de los movimientos implicados en cosas tan sencillas como abrir una puerta o levantar una tetera, lo que modifica toda mi experiencia.

y flexibilidad. Pero no podemos llamar «ejercicios» a los movimientos atentos, porque muchas personas asocian exclusivamente el ejercicio físico al logro de resultados como, por ejemplo, la mejora de la movilidad. El objetivo aquí consiste en llevar la conciencia al proceso del movimiento. Esto te ayudará a aprender nuevas habilidades útiles que podrás asumir en las actividades de tu vida cotidiana.

## Postura

Algunos de los movimientos presentados aquí parten de la posición acostada, mientras que otros lo hacen desde una posición sedente o de pie, lo que proporciona alternativas diferentes a personas con diferentes capacidades físicas. Si puedes permanecer acostado en el suelo, te recomiendo que empieces desde esta posición. Tu mindfulness se intensifica naturalmente si dejas que el peso de tu cuerpo descanse en el suelo, libre del influjo de la gravedad. Es probable

> **RUTH**
>
> La artritis reumatoide me obliga a invertir un par de horas cada mañana en levantarme de la cama. Cada día advierto las partes de mi cuerpo que están especialmente tensas o doloridas y llevo a cabo movimientos que me ayudan a empezar a moverlo más amablemente. Y me centro, para ello, en grupos musculares que operan en diferentes zonas del cuerpo. Si lo que siento tenso es la parte inferior del cuerpo, realizo una determinada secuencia de ejercicios, y, si la que está tensa es la espalda, los hombros o el cuello, son otros los ejercicios que llevo a cabo.

que descubras que te resulta más sencillo soltar la columna y aflojar la respiración, especialmente si tu estado implica que la postura erguida intensifica el desajuste estructural y los desequilibrios musculares.

## ¿Qué debes hacer si algunos movimientos te resultan impracticables?

No te preocupes si no eres capaz de llevar a cabo los movimientos propuestos, haz tan solo los que puedas. También puedes adaptarlos según tu especial condición o incapacidad. Lo primero que debes hacer es ampliar gradualmente el rango de tus movimientos corporales y mostrarte sensible a ellos como expresión del ritmo de tu respiración. Esto es algo que, sean cuales sean tus limitaciones y aptitudes, siempre está a tu alcance. En el caso de que ciertos movimientos te resulten impracticables, siempre puedes visualizarlos, un enfoque muy útil, según la investigación realizada al respecto, para mejorar tus aptitudes y tu salud y que puede resultar también muy agradable.[2]

## Seguridad

Estos movimientos son seguros para quien los practique con cuidado, y siempre puedes eliminar aquellos que resulten inadecuados para tu lesión o incapacidad. Consulta, si no estás seguro, con un profesional de la salud. La clave es la atención plena: no fuerces tu cuerpo sino céntrate, por el contrario, en el modo en que tu cuerpo experimenta cada movimiento. Es fácil que, en lugar de hacer el esfuerzo de habitar profundamente tu cuerpo con amable curiosidad, creas que *debes* moverte de un determinado modo, pero lo cierto es que, así, no harás más que dañarte. Aun la conciencia de los más pequeños movimientos puede resultar muy satisfactoria.

Si tu cuerpo está en forma, los movimientos propuestos pueden parecerte demasiado sencillos. Pero no olvides que, aun las actividades más sencillas, son oportunidades para intensificar tu conciencia. A veces, los movimientos más tranquilos proporcionan una sensibilidad exquisita y delicada.

## Bordes blandos y bordes duros

Si tiendes a forzar, deberás tener muy en cuenta, cuando ejercites estos movimientos, esa tendencia. Y si, en la vida cotidiana, te asusta moverte, probablemente te beneficies al subir el listón. Una forma muy interesante de calibrar si estás ampliando tus capacidades sin llegar a forzarlas consiste en trabajar con lo que llamamos «bordes duros» y «bordes blandos».

El *borde blando* es el punto en el que empiezas a experimentar sensaciones de tensión o dificultad. Cuando doblas la rodilla, por ejemplo, el borde blando es el punto en el que empiezas a sentir estiramiento o tensión. Descubrir el borde blando requiere sensibilidad. Y el mejor modo de hacerlo consiste en el ejercicio lento y atento porque, si lo haces rápidamente, es muy probable que te pase inadvertido.

El *borde duro* es el punto último del movimiento antes de que aparezca la tensión, el momento a partir del cual aparece el riesgo de lesión. Sabrás que has ido más allá del borde duro porque sentirás que estás forzando esa parte de tu cuerpo y puedes llegar incluso a temblar.

## Lo ideal es trabajar entre el borde duro y el borde blando

Tu cuerpo se beneficiará de estos movimientos cuanto trabajes entre los bordes duro y blando, un punto en el que la zona se ha movilizado sin llegar, no obstante, a tensarse. Mira si tu tendencia es a pasarte o a quedarte corto y descubre tu punto de equilibrio. Lo más interesante es trabajar con una tensión moderada que pueda ser mantenida sin problema, no una tensión extrema que resulte imposible de mantener. Pero debes saber que esos bordes no son fijos, sino que cambian en función de tu fortaleza y flexibilidad.

## Diferentes tipos de dolor para observar

A veces puede resultar difícil descubrir qué molestias y dolores son un signo sano de estiramiento y cuáles un aviso de que debes ir con cuidado. Es normal experimentar un dolor sordo, cansancio muscular o estiramiento tisular que se atenúa con el tiempo, pero si experimentas sensaciones punzantes, nerviosas o agudas, deberás reducir la amplitud de tu movimiento o detenerte por completo. Es mejor quedarse corto que pasarse y, en el caso de que no estés seguro, siempre puedes consultar a un especialista.

Puntos que debes recordar

✧ Repite cada movimiento unas cuantas veces con una actitud de juego y curiosidad. Mira si puedes prestar una atención profunda, mientras te mueves, a la respiración, dejando que, en lugar de apresurarte, sea ella la que marque el ritmo.

✧ Lleva siempre a cabo movimientos simétricos a ambos lados del cuerpo, pero recuerda que puedes sentir de manera diferente en cada lado. Si haces una pausa entre el ejercicio de un lado y el del otro, a menudo sientes uno más vivo y despierto que el otro.

✧ Si estás lesionado, es más sencillo empezar con el lado menos dañado.

✧ La práctica regular de los movimientos puede ir acompañada de avances sorprendentes aunque, en una determinada sesión, te parezca estar haciendo muy poco.

### ANNIE

Yo me lesioné el cuello hace un par de años y, aunque todavía me resulta difícil de asumir, el movimiento consciente me ha mostrado que sigo teniendo un cuerpo del que quiero ser consciente. Es un gran avance ser amable conmigo misma en lugar de enfadarme y frustrarme. El énfasis, en otro tipo de ejercicios, consiste en tratar de llegar a alguna parte. Eso también es importante, pero me resulta muy difícil experimentar mi cuerpo en el presente. El movimiento consciente parece calmarme y también me ha ayudado a disfrutar de la natación. Ahora me siento muy atenta y disfruto de cada brazada, en lugar de limitarme a contar el número de largos que he hecho.

✧ Deja siempre unos cuantos minutos al final de cada sesión para relajarte completamente en una postura cómoda y proporcionar así a tu cuerpo y tu mente el tiempo necesario para asimilar sus efectos.

## Otras formas de ejercicio

Quizás descubras, cuando emprendas estos movimientos, que tu interés se ve impelido a explorar otras formas de ejercicio y movimiento. En tal caso, te sugiero que busques a un instructor de algún tipo de movimiento libre y obtengas la guía personal de un instructor de yoga, pilates, tai-chi o chi-kung, o que te apuntes a un gimnasio, o vayas a nadar. Lo importante es que mantengas tu cuerpo en movimiento, construyendo así tu salud y vitalidad mientras aprovechas todas las oportunidades que se te presenten para ejercitar mindfulness. ¡Que lo disfrutes!

## Movimiento libre

Otra forma de explorar el movimiento corporal es el movimiento libre. Elige una música que te guste, preferiblemente tranquila, y busca una postura (acostado, sentado o de pie) en la que te sientas cómodo y puedas moverte. Asegúrate de tener suficiente espacio para moverte y hazlo sintiendo la música y el ritmo de tu respiración. Deja que tu cuerpo siga amablemente el movimiento sin establecer pauta alguna. Esto es algo que resulta muy agradable, porque parece abrir el cuerpo muy profundamente. A mí me gusta hacerlo tumbada en el suelo, extendiendo y soltando las distintas articulaciones y músculos de un modo amable y sensual.

Hace poco he introducido esta técnica en un curso para personas con dolor. En un momento dado, miré a la gente que me rodeaba y los participantes se movían muy fluidamente, absortos en la música y la actividad, manteniendo un estrecho contacto con el apoyo del suelo. Uno de ellos tenía 84 años, otro estaba recuperándose de un tratamiento de cáncer y un tercero llevaba tiempo aquejado de síndrome de fatiga crónica. Todos estaban muy satisfechos de haber encontrado, libres de la vergüenza y la inhibición, una forma placentera de moverse.

## Los movimientos conscientes

> Lo que importa es este momento en movimiento. Convierte el movimiento en algo importante, vital y que merezca la pena vivir. No dejes que pase inadvertido ni lo desaproveches.
>
> Martha Graham (coreógrafa)

## 1. Movimientos que parten de una posición acostada

### Apoyo para la cabeza y el cuello

Es importante mantener, mientras permaneces acostado boca arriba, el cuello y la cabeza en una posición neutra. Utiliza como apoyo un cojín duro o una manta doblada. Busca una posición en la que la cabeza no permanezca demasiado baja (lo que te obligaría a estirar la parte delantera del cuello [Figura 6a]), ni demasiado alta (lo que te forzaría a extender demasiado la parte posterior del cuello [Figura 6b]). La posición óptima (Figura 6c) es aquella en la que la frente se halla un poco más alta que el mentón, con el cuello relajado y manteniendo su curvatura natural.

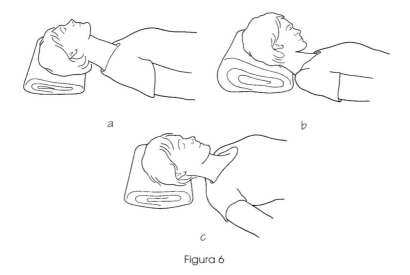

Figura 6

También se recomienda este apoyo cuando realizas la indagación 3 de la respiración, de la que hemos hablado en el capítulo 7 (véanse páginas 144 y ss), y el escáner corporal y las prácticas meditativas que presentamos en la Parte V.

## Comienzo: el cuerpo respirando

Acuéstate de espaldas, apoyando la cabeza como acabamos de decir, y respira unos cuantos minutos para conectar con el movimiento natural de la respiración. Levanta las rodillas para aflojar, de ese modo, cualquier tensión en la espalda, apoyando los pies de modo que queden planos sobre el suelo (Figura 7a). Como alternativa puedes colocar una almohada o una manta doblada bajo las pantorrillas o las rodillas (Figura 7b). En cualquier otro caso, acuéstate con las piernas extendidas (Figura 7c).

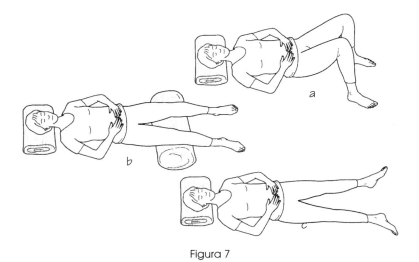

Figura 7

Coloca las manos sobre tu cuerpo y fíjate en cómo suben y bajan al ritmo de tu respiración. Date cuenta de su textura, profundidad, longitud y comodidad, dejando a un lado todo lo que creas que *debería* estar ocurriendo, y conecta con tu experiencia real de la respiración. Espira poco a poco, unas cuantas veces, a través de la boca, emitiendo un leve gemido al espirar («¡Ah!»). Inspira normalmente por la nariz, lo que te ayuda a relajar el cuerpo e intensifica la respiración. Abre tu conciencia hasta llegar a advertir la emergencia y desaparición de sensaciones, sentimientos y pensamientos.

## Moverte con la respiración

Te sugiero, en alguno de los movimientos que presentamos a continuación, una forma concreta de movimiento respiratorio; en otros puedes experimentar para ver qué fase de la respiración apoya mejor el movimiento.

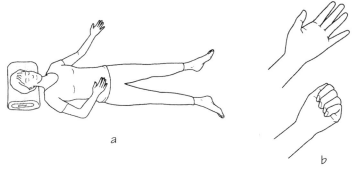

Figura 8

Abre las manos

Coloca una mano sobre el suelo, la palma hacia arriba, mientras la otra descansa sobre tu cuerpo (Figura 8a).

Abre y cierra la mano, siguiendo el movimiento de expansión y contracción de la respiración (Figura 8b). Mira si los movimientos de tu mano pueden seguir el ritmo natural de la respiración. Repite luego con la otra y finaliza con ambos manos juntas.

Estabilidad básica. Mantén la estabilidad en tu «centro»: tu abdomen y la parte inferior de la espalda

Mira, antes de iniciar todos los movimientos que presentamos a continuación, si puedes mover los músculos de los que depende tu estabilidad básica, especialmente cuando mueves las piernas o el abdomen. Eso evitará que tenses la parte inferior de la espalda. Imagina, antes de cada movimiento, que la base de tu columna se aleja de la parte superior, de modo que la zona lumbar se aproxima al suelo, manteniendo la columna extendida y la pelvis estable. Esto acerca suavemente el abdomen a la columna y pone en marcha la musculatura abdominal.

Acuna la pierna

Acostado en el suelo, dobla poco a poco las rodillas y apoya en el suelo la planta de los pies (Figura 7a). Manteniendo un pie en el suelo, pon en juego los músculos de los que depende tu estabilidad básica y acerca despacio la otra pierna al pecho. Sostenla de un modo que te resulte cómodo, cogiéndola de la parte posterior del muslo o de la parte superior de la espinilla (Figura 9a). Si esto te genera demasiada tensión, sujeta la pierna, por detrás del muslo, con un cinturón o una cinta (Figura 9b). Mueve suavemente la pierna hacia adentro y hacia afuera y haz un círculo desde la cadera para extender y mover la cadera y la parte inferior de la espalda. Trata de mantener la pelvis estable mientras mueves la pierna. No te olvides de seguir el ritmo de los movimientos que acompañan a la respiración natural y experimenta dentro de su alcance de movimiento. Procura soltar la respiración y no contraerla.

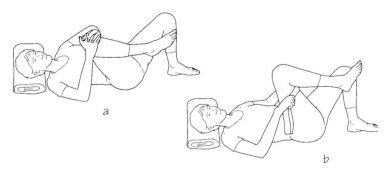

a

b

Figura 9

Acuna una pierna – ambas piernas

Pon en juego la estabilidad básica de los músculos alargando la columna, acercando las dos piernas al pecho –una cada vez–, sosteniéndolas suavemente (utilizando para ello, si fuera preciso, una cinta). Acúnala con cuidado de un lado a otro para masajear, de ese modo, la parte inferior de la espalda (tus rodillas pueden estar juntas o separadas, lo que más cómodo te resulte).

*Versión 1*
Deja, siguiendo la guía proporcionada por la inspiración, que tus piernas se alejen suavemente del pecho al tiempo que extiendes poco a poco los brazos. Dobla luego los brazos al espirar y suelta las piernas, permitiendo que caigan hacia el pecho. Deja, al cabo de un rato, de hacer un esfuerzo para moverte y siente el eco del movimiento, mientras tu cuerpo oscila al ritmo natural establecido por tu respiración (Figura 10).

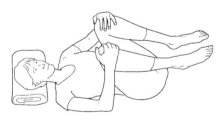

Figura 10

*Versión 2: Nadar*
Sostén ambas piernas separadamente de un modo que te resulte cómodo. Luego haz círculos con tus piernas desde las caderas en direcciones opuestas, haciendo un movimiento de natación, como si estuvieses nadando a braza. Invierte, al cabo de un rato, la dirección

del movimiento (Figura 11), lo que aporta movimiento a las caderas al tiempo que descomprime la parte inferior de la columna, liberando la tensión y ejercitando su movilidad. Trata, si te duele la región lumbar, de mantener la punta de los pies ligeramente en contacto cuando haces círculos con las piernas, lo que proporciona más estabilidad a la pelvis. También puedes hacer el movimiento, si te resulta más fácil, sin emplear los brazos.

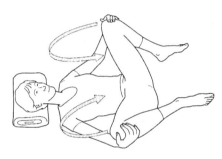

Figura 11

Movimientos acostado de lado como si estuvieras sentado en una silla

Acuéstate hacia un lado y, después de hacer el ejercicio, repítelo del otro lado. Coloca muslos y piernas formando un ángulo de 90°, como si estuvieras sentado en una silla. Un almohadón o cojín ubicado entre las piernas puede aumentar la comodidad y estabilizar la pelvis y la parte inferior de la espalda. Utiliza una manta doblada lo suficientemente grande para apoyar la cabeza cuando te gires un poco. Asegúrate de estar a la altura correcta y de que el cuello esté apoyado, no tenso.

*Versión 1: Girando los hombros*

Extiende, partiendo de la mencionada postura acostado de lado, los brazos, con las palmas de las manos unidas. Luego desliza, manteniendo ambas palmas extendidas, el brazo superior hacia adelante y hacia atrás sobre el inferior, pero no más que la longitud de una mano. Céntrate en iniciar el movimiento desde el omóplato del hombro correspondiente al brazo que se mueve. Repite varias veces, permitiendo que el ritmo se vea dirigido de forma natural por la respiración. Este movimiento moviliza los omóplatos y gira suavemente la columna, liberando la tensión (Figuras 12a y 12b).

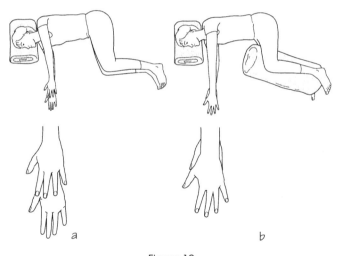

Figura 12

*Versión 2: Mueve el brazo en círculo como un reloj*

Partiendo de la postura acostado de lado, como si estuvieras sentado en una silla, lleva la mano del brazo de arriba hasta tocar el hombro y, una vez ahí, mueve el brazo describiendo un círculo con el hombro. Presta atención a la respuesta que te proporciona el cuerpo para determinar lo lejos que puedes llegar, sin olvidar la necesidad de ir más allá del borde blando, pero sin rebasar el borde duro. Lleva de nuevo, cuando te acerques al borde duro, el brazo a la posición de partida. Hay personas capaces de hacer círculos completos con el brazo, cosa que a otros les resulta demasiado difícil, de modo que explora lo que, en tu caso, te resulte más adecuado. Deja que la cabeza y el torso sigan al brazo, dejándote llevar por el ritmo de la respiración, y permite que la columna experimente un suave giro (Figura 13). Muchas personas encuentran útil, mientras hacen círculos con el brazo, dejar que la pierna superior se aleje de la inferior. Coloca, si te resulta más cómodo, un cojín entre las piernas. Tómate un respiro, entre un lado y otro, para descansar acostado de espalda, sintiendo las diferentes sensaciones procedentes de ambos lados del cuerpo.

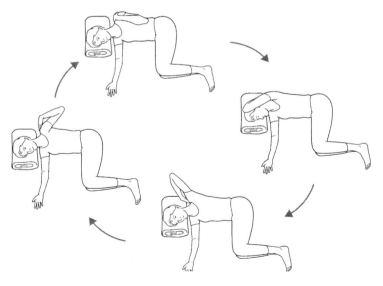

Figura 13

Este movimiento libera la tensión al tiempo que relaja los hombros y les proporciona movilidad. El giro de la columna también libera los músculos que rodean la columna y estimula los órganos abdominales.

Giro suave de columna

Acuéstate de espaldas con la cabeza apoyada, los brazos extendidos en línea con los hombros, palmas arriba y pies separados (como ilustra la Figura 14a). Sincroniza los movimientos con la respiración, moviéndote durante la espiración y haciendo una pausa durante la inspiración. Recuerda la necesidad de movilizar los músculos básicos de la estabilidad cada vez que te muevas llevándolos suavemente hacia el abdomen y alargando la columna para proporcionar apoyo a la parte inferior de la espalda.

Espira y lleva con suavidad las piernas hacia un lado. Detente y espera a que aparezca la nueva inspiración y llévalas de nuevo, durante la siguiente espiración, al centro. Detente de nuevo e inspira. Lleva, durante la siguiente espiración, ambas piernas al otro lado y detente, inspirando, antes de volver al centro con la siguiente espi-

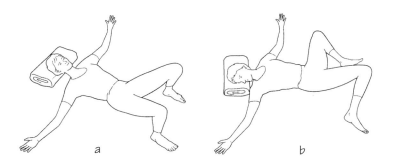

Figura 14

ración. Sigue así, dejando que sea la respiración la que dirija el movimiento. Si el giro te resulta demasiado fuerte, coloca cojines en las piernas para descansarlas cuando las lleves hacia un lado. Permite, al cabo de un rato, que la cabeza y el cuello participen también del giro. Aleja suavemente, cuando lleves las piernas a un lado, la cabeza de las piernas (Figura 14b) y, cuando estas regresen al centro, lleva también al centro la cabeza. Al cabo de un tiempo, sostén cada lado durante una breve respiración o más si te resulta cómodo. Este movimiento afloja y relaja todo el cuerpo.

## Relajación para concluir

Acerca los muslos al pecho (Figura 15a) antes de extender las piernas y *relájate*. Coloca una almohada o un cojín bajo las piernas si eso te resulta más cómodo (Figura 15b). Siente las sensaciones procedentes de tu cuerpo y date cuenta de la calidad y el movimiento de tu respiración, como también del flujo de tus sentimientos y pensamientos.

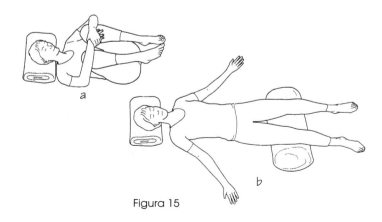

Figura 15

## 2. Movimientos que parten de una posición sedente

Estos movimientos pueden realizarse sentado en una silla con la espalda erguida, y algunos pueden realizarse también desde la posición sedente con los pies separados, a la anchura de las caderas y las rodillas relajadas. Aquí también se aplica el principio de moverse al ritmo de la respiración. Relaja tu cuerpo en la gravedad y permite que sea el suelo el que lo sostenga. Si estás sentado, te remito a la guía que, para ello, te proporciona el capítulo 12, manteniendo la pelvis estable y la columna erguida en una postura sentada (véase página 225).

### Secuencia 1: Manos y brazos

#### Brazos abiertos

Esta es una versión sedente del ejercicio «abre las manos» (Figura 8). Descansa, si estás sentado, la parte posterior de las manos en los muslos (Figura 16) y deja, si estás de pie, que los brazos cuelguen sueltos a ambos lados. Abre y cierra una mano de modo que el movimiento refleje la expansión y contracción de la respiración (Figura 16b). Acompasa el movimiento de la mano con el ritmo natural de la respiración. Repite el ejercicio con la otra mano, y luego con ambas a la vez.

#### Manos en posición de oración

Sentado o de pie, coloca las manos frente al pecho con las palmas y los dedos ligeramente presionados (Figura 17a). Mueve las manos hacia un lado y otro, sintiendo el movimiento en las muñecas (Figura 17b). Al cabo de unos cuantos giros y manteniendo unidas las bases de las manos, levanta el codo de la mano derecha mientras mueves las manos a cada lado sin tensar, por ello, los hombros (Fi-

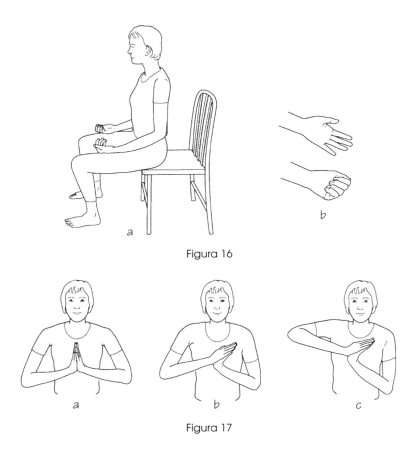

Figura 16

Figura 17

gura 17c). Deja que las manos se muevan a los lados durante cada espiración y vuelve al centro con cada inspiración.

Deja ahora que las manos cuelguen sueltas a ambos lados del cuerpo, asegurándote de que mantienes la columna erguida y la pelvis en una posición relajada. Mueve los brazos ligeramente y relaja, con un movimiento suave, los dedos, las manos, las muñecas, los codos y los hombros.

## Secuencia 2: Piernas y pies

Estos movimientos se realizan partiendo de la posición sedente.

### Deslizamiento de los pies 1

Descansa, con los pies planos sobre el suelo, las manos sobre los muslos. Aleja lentamente un pie de la silla, manteniendo el talón, el metatarso y los dedos en contacto con el suelo (Figura 18). Flexiona luego el pie, acercando los dedos a la rodilla. Vuelve después esta pierna a la posición vertical y aleja la otra, repitiendo el mismo movimiento. Alterna los deslizamientos, moviéndote al ritmo de la respiración y soltando cualquier tensión que interrumpa su flujo natural relajado. Asegúrate de no girar la pelvis y relájate. Extiende la pierna todo lo que puedas, sin que la pelvis pierda su posición natural.

### Deslizamiento de los pies 2

Este es un movimiento semejante al anterior, pero mientras alejas los pies, separa el metatarso del suelo, de modo que el peso descanse en el talón. Flexiona el tobillo y extiende suavemente los dedos del pie en dirección a la rodilla (Figura 19).

### Balanceo del pie

Descansa ahora el peso de la pierna extendida sobre el talón, con la rodilla relajada y ligeramente doblada. Gira despacio el pie hacia un lado y otro, sintiendo el movimiento del tobillo. Deja que la pierna se relaje y acúnala de un lado a otro, relajándola desde la cadera y siguiendo el movimiento del pie. Quizás te resulte útil agarrar ligeramente, a modo de apoyo, el costado de la silla (Figuras 20 a-c). Trata de moverte siguiendo el ritmo de la respiración.

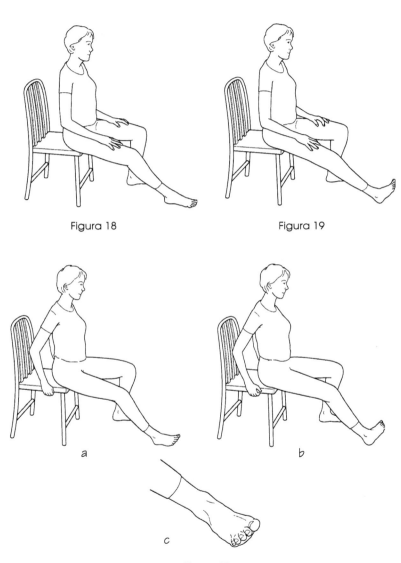

Figura 18                    Figura 19

a                            b

c

Figura 20

## Secuencia 3: Hombros y parte superior del cuerpo

### Giro suave

Este movimiento parte de la posición sedente. Siéntate cerca del borde de la silla, manteniendo la columna erguida pero sin perder, por ello, su curvatura natural. Coloca, para ayudarte a sentir la columna erguida, las manos sobre los muslos y empuja suavemente hacia abajo, alejando el corazón del ombligo (Figuras 21a y 21b). Asegúrate de no tensar ni forzar nada y de que tus brazos y hombros permanecen relajados.

Coloca, con las piernas paralelas y los pies separados a la anchura de la cadera, una mano sobre el regazo y apoya la otra sobre ella, con los dedos relajados (Figuras 21c y 21d). Sin mover la mano de abajo, que debe quedar en la posición de partida, desliza la mano de arriba hacia un lado hasta que las puntas de los dedos se toquen (Figura 21e). Gira, cuando lo hagas, el torso en dirección a la mano que se mueve. Probablemente lo gires unos 45° y sientas un suave giro en la columna (Figura 21f). Desliza ahora la mano hasta la posición de partida y repite el movimiento hacia el otro lado. Realiza este movimiento unas cuantas veces en cada lado, dejando que su movimiento siga naturalmente el ritmo de la respiración. Mantén, cuando gires el tronco, nariz, mentón y esternón en la misma vertical, para no girar más de la cuenta la columna y el cuello.

### Giro de los hombros

Apoya suavemente, si estás sentado, las manos en los muslos o deja, en el caso de que estés de pie, que los brazos cuelguen sueltos a ambos lados. Levanta luego poco a poco un hombro hacia arriba,

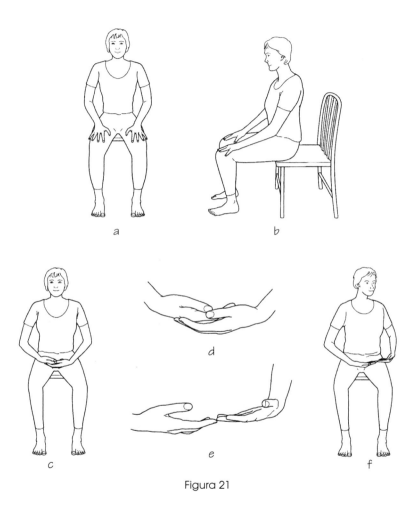

Figura 21

acercándolo a la oreja del mismo lado (Figura 22a). Describe después un semicírculo con el hombro hacia atrás y llévalo de nuevo,
desde ahí, hacia adelante a la posición de partida (Figura 22b).
Invierte, después de llevar a cabo varios círculos de este modo, el

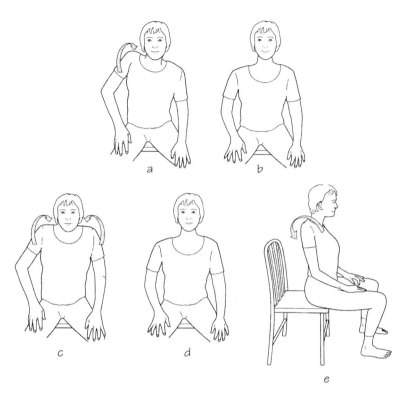

Figura 22

sentido del movimiento. No fuerces nada, los movimientos pueden ser pequeños y precisos. Repite después el mismo movimiento con el otro lado y haz luego lo mismo con ambos hombros (Figuras 22c-e). Trata de no retener ni inhibir la respiración mientras llevas a cabo el movimiento y procura moverte *al ritmo* de la respiración. Haz una pausa al finalizar y dedícate a sentir el efecto del movimiento.

Círculos con los hombros

Esta es una variante sedente del ejercicio «círculo con el brazo» (que hemos presentado en la Figura 13). Empieza levantando una mano hasta apoyarla en el hombro; luego lleva el codo hacia adelante y hacia arriba y sigue moviéndolo así hasta describir, con él, un círculo completo (Figuras 23a-d). En el caso de que tengas alguna lesión en el hombro, describe un pequeño semicírculo, procurando no superar nunca tu límite de movimiento. Lo que importa no es la amplitud del movimiento, sino la calidad de la atención. Repite el ejercicio unas cuantas veces e invierte luego el sentido de la rotación. Realiza después este ejercicio con el otro lado, y luego con ambos a la vez.

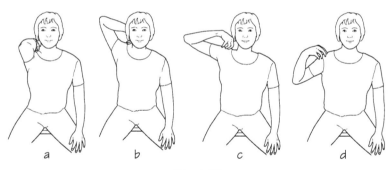

Figura 23

Abrazo

Inspira y extiende ambos brazos a la altura de los hombros, con las palmas de las manos mirando hacia adelante y los hombros relajados (Figura 24a). Espira y acerca luego ambos brazos al pecho hasta cruzarlos, como si te dieras un abrazo (Figura 24b). Abre y cierra, de este modo, los brazos, tratando de que el movimiento se atenga

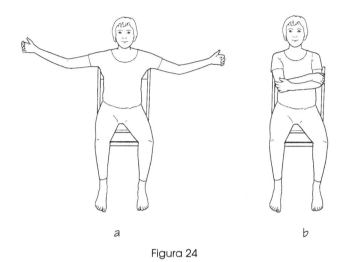

a                    b

Figura 24

al ritmo natural establecido por la respiración, alternando el brazo que, en el momento del abrazo, queda delante. Siente, cuando extiendes los brazos, cómo se abre tu pecho y se aproximan los omóplatos. Y siente luego, cuando los brazos se cruzan, que lo que se abre es la parte superior de espalda. Deja que el movimiento masajee suavemente tu columna.

Quitarte el jersey

Empieza dejando que los brazos cuelguen relajados a ambos lados del cuerpo. Luego inspira, extendiendo ambos brazos hasta colocarlos en línea con los hombros y con las palmas de las manos hacia abajo (Figura 25a), manteniendo los hombros relajados. Espira y cruza los brazos por delante del cuerpo (Figura 25b). Imagina, durante la siguiente inspiración, que estás quitándote un jersey con ambas manos y levanta los brazos cruzados por encima de tu cabeza

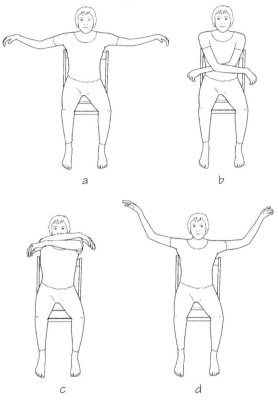

Figura 25

(Figura 25c) y deja, durante la espiración, que los brazos sigan ese movimiento hacia abajo, con las palmas hacia abajo, hasta recuperar la posición de partida (Figura 25d). Repite unas cuantas veces el ejercicio al ritmo naturalmente establecido por la respiración. Concluido el último círculo sacude, mientras permaneces tranquilamente sentado, los dedos, las manos, las muñecas, los codos y los hombros.

Relajación para concluir

Deja, para terminar, que tu cuerpo y tu mente se relajen tranquilamente. Esto es algo que puedes hacer sentado y sin moverte, con las manos suavemente apoyadas en los muslos o de pie con las rodillas relajadas y los pies firmemente apoyados en el suelo. Quizá prefieras acostarte en el suelo o en la cama. Date todo el tiempo que necesites para absorber los efectos del movimiento. Siente las diferentes sensaciones de tu cuerpo y observa la calidad y movimiento de la respiración que acuna tu cuerpo. Deja que los pensamientos y los sentimientos vayan y vengan a su aire, asegurándote de que no te apresuras en retomar tus actividades cotidianas.

# Parte IV

# Introducción a la meditación

*Yo quiero preguntarte:*
*«¿Cuál es la cosa más profunda y maravillosa de este mundo?».*
*Siéntate erguido y medita hasta el final.*
*Cuando lo hagas, descubrirás un indicio*
*y todo quedará naturalmente claro.*
*Mantén la concentración,*
*no pierdas esta oportunidad*
*y, al cabo de un rato, tu mente quedará limpia*
*y serás sabio.*
*Entonces ya no tendrás que seguir engañándote.*

Maestro Zen RYOKAN[1]

# 9. ¿Qué es la meditación?

Este libro ha explorado, hasta el momento, la calidad de mindfulness, pero por más clara que quede su importancia, mindfulness no suele ocurrir de forma natural. Nuestra mente está, por lo general, saturada de historias que nos contamos sobre el pasado y el futuro y nuestra atención va a la deriva de una experiencia a otra. Hay que cultivar mindfulness conscientemente y requiere disciplina y compromiso cambiar poco a poco el modo en que te relacionas con lo que piensas y con lo que sientes. Ahí es donde entra en juego la práctica regular y sistemática de la meditación. El ser humano ha practicado la meditación desde hace miles de años y lo ha hecho por razones muy diversas, pero, como afirmamos en este libro, el objetivo de la meditación consiste sencillamente en el desarrollo de la atención plena y de la bondad. Los siguientes capítulos te proporcionarán la guía que necesitas para empezar a meditar:

✧ Capítulo 10: consejos sobre actitudes útiles para la meditación.

✧ Capítulo 11: cuestiones especiales para meditadores con dolor crónico.

La Parte V explica el modo de practicar la meditación y presenta tres prácticas especialmente útiles para quienes trabajan con el dolor, la enfermedad, la fatiga y el estrés:

❖ Capítulo 12: busca, aunque padezcas alguna incapacidad o tengas problemas de salud, una postura útil de meditación; elige una hora concreta del día para practicar; esboza tu propio programa de práctica, y busca un entorno de apoyo.

❖ Capítulo 13: el escáner corporal.

❖ Capítulo 14: mindfulness a la respiración.

❖ Capítulo 15: la práctica de la conciencia bondadosa.

❖ Capítulo 16: sugerencias para trabajar creativamente con los pensamientos y las emociones.

## ¿Qué es la meditación?

Hay centenares de prácticas de meditación, incluyendo las que calman la mente centrándose en un objeto como la respiración natural. Las hay que implican la contemplación de Dios, de la Realidad o de lo Divino, mientras que otras tienen que ver con la visualización de imágenes y formas simbólicas o el cultivo de la bondad amorosa. La gente suele tener la idea de que meditar significa «no pensar», pero algunas prácticas meditativas se ocupan de la contemplación directa del pensamiento y otras implican tornarse consciente del vaivén de los pensamientos, sin identificarse con su contenido. Aunque la meditación habitualmente se asocia a las grandes tradiciones espirituales, en especial el budismo, recientemente se ha aplicado, en Occidente, a entornos seculares, incluido el cuidado de la salud.

Las prácticas de meditación presentadas en este libro tienen una estructura simple y pueden ser llevadas a cabo por cualquiera, independientemente de sus creencias religiosas y de su salud física. No implican «control mental» ni visualizaciones complejas, sino que son un simple adiestramiento para tener una conciencia más amable, cordial e interesada de la experiencia tal cual es. Esto nos abre puertas y nos libera de impulsos y hábitos automáticos.

Puedes llevar a cabo estas prácticas sentado o acostado y puedes ejercitarlas casi en cualquier entorno, incluido un hospital. Cuando, hace unos pocos años, estaba recuperándome de una operación, me llevé mi reproductor de CD y ejercité las tres principales meditaciones presentadas en este libro (véanse las páginas 190-191). Esto imprimió una gran diferencia a mi experiencia mental y emocional, aunque me hallase sumida en el dolor, parcialmente paralizada y confinada en el lecho.

Este tipo de entrenamiento proporciona una estabilidad emocional que te permite experimentar plenamente emociones fuertes sin perder, por ello, la perspectiva, lo que contribuye a aumentar la sensación de plenitud e integración. Obviamente, esto es algo que, a la mayoría, nos resulta difícil de hacer, sobre todo cuando nos hallamos sumidos en la enfermedad o el dolor. La práctica regular de la meditación utilizando los métodos aquí presentados aporta una gran confianza, fortaleza y empatía a tu vida.

## La meditación y el cuidado de la salud en Occidente

La meditación se considera, cada vez más, como una buena medicina. Se utiliza en muchos hospitales y clínicas, especialmente en los Estados Unidos, y la investigación realizada al respecto demuestra su eficacia. Los estudios llevados a cabo con personas con dolor crónico ponen de relieve que mindfulness reduce el dolor y alivia otros síntomas médicos y psicológicos.[1] La investigación que hemos realizado en Respira Vida Breathworks evidencia una mejora en todas las dimensiones estudiadas, desde la experiencia del dolor hasta la calidad de vida, la depresión, la tendencia a ser catastrófico, la capacidad de controlar y reducir la propia experiencia del dolor y la confianza en la actividad, pese al dolor. El programa Respira Vida Breathworks proporciona una mayor aceptación del dolor, mejora la capacidad de mantener la perspectiva, intensifica la conciencia de la belleza y la bondad hacia uno mismo y los demás y aumenta también la capacidad de decidir, especialmente en nuestra respuesta a las experiencias desagradables.[2]

Mindfulness también ayuda a las personas que padecen cáncer, enfermedades cardíacas,[3] depresión, ansiedad, trastornos alimenticios[4] e hipertensión.[5] Un reciente estudio que utilizó métodos de imagen cerebral evidenció que la meditación aumentaba la tasa de anticuerpos, lo que sugiere un fortalecimiento del sistema inmunitario.[6] También ha demostrado aumentar la actividad del hemisferio izquierdo del cerebro, asociado a estados emocionales positivos.

Un estudio de 1995 sobre medicina alternativa llevado a cabo por el Instituto Nacional de la Salud de los Estados Unidos, que examinó los datos al respecto, concluyó que: «La meditación y otras formas parecidas de relajación mejoran la salud, la calidad de vida y reducen el coste del cuidado de la salud [...] [mostrando] la posibilidad de vivir en una sociedad cada vez más compleja y estresante sin perder por ello, en el proceso, la salud».[7]

## La meditación como entrenamiento para la vida

La práctica de la meditación no es un fin en sí mismo y su objetivo no consiste simplemente, en consecuencia, en tener «buenas meditaciones», sino en aprender a estar más atento y amable en nuestra vida cotidiana. Esto puede mejorar mucho tu conducta y tu relación con los demás y llevarte a tener una influencia más positiva en el mundo. Una amiga mía me contó, en cierta ocasión, que la meditación convertía a los meditadores en personas más seguras. Ella se tomaba muy en serio el efecto que quería tener en el mundo, razón por la cual también se tomaba muy en serio la práctica de la meditación. Del mismo modo que los doctores asumen el juramento hipocrático de «no dañar», también uno puede asumir la responsabilidad, cuando emergen, de sus emociones destructivas, sin que nadie se vea dañado por una reacción ciega.

El entrenamiento en meditación suele considerarse como una «práctica» semejante al ejercicio físico del atleta o la práctica de escalas del músico. La práctica no solo te ayuda a convertirte en un buen meditador, sino que también te permite convertirte en un ser humano emocionalmente positivo, cuya vida está marcada por la elección, la iniciativa, la bondad y la sabiduría. La mejor prueba de la eficacia de la práctica meditativa consiste en ver cómo te comportas *fuera* del entorno meditativo.

A menudo describo la meditación como «el laboratorio del yo». Te tomas un tiempo libre de interrupciones, buscas un lugar tranquilo y silencioso, te colocas en una postura relajada y atenta y cierras los ojos. Cuando haces esto, estás tranquilizando los sentidos externos y permitiendo que tu cuerpo permanezca en silencio, lo que te da la oportunidad de enlentecer y dirigir tu atención hacia adentro con un espíritu investigador y receptivo. Entonces puedes conectar directamente el corazón con la mente y descubrir lo que realmente está ocurriendo, del mismo modo que el científico mira a través del microscopio o el escultor se familiariza con su material para poder convertirlo en una bella forma.

## El enfoque Respira Vida Breathworks a la meditación

Las meditaciones que presentamos han sido seleccionadas con mucho cuidado. Se trata de prácticas asequibles a quienes se enfrentan al dolor, la enfermedad y el estrés y que proporcionan un enfoque equilibrado para el desarrollo de la conciencia y la bondad. Las tres modalidades se complementan y alimentan mutuamente. Luego las veremos con más detenimiento, pero esbocemos, por el momento, el modo en que funcionan.

### 1. Escáner corporal

La primera práctica que sugiero es el escáner corporal (descrito en el capítulo 13), una forma amable de aprender a habitar el cuerpo y el momento presente. Generalmente se practica acostado y puedes utilizar la respiración para soltar la resistencia y relajar zonas tensas y doloridas. El escáner corporal también es muy adecuado para aprender a prestar atención a una cosa a la vez a medida que diriges tu atención a las distintas partes de tu cuerpo.

### 2. Mindfulness a la respiración

Mi sugerencia consiste en pasar luego a la práctica, ligeramente más sutil, de prestar una atención plena a la respiración (descrita en el capítulo 14). Se trata de una práctica muy utilizada desde hace miles de años, probablemente debido a su simplicidad y profundos beneficios. Prestar atención a la respiración ancla la atención al cuerpo, lo que te capacita para mantener tu experiencia dentro de una conciencia amplia y espaciosa, advirtiendo el ir y venir de pensamientos, sensaciones y emociones. No cabe, en este tipo de conciencia, represión alguna de lo que ocurre (las sensaciones de dolor, enfermedad, fatiga o estrés, por ejemplo) ni identificación excesiva con ello.

## 3. Conciencia bondadosa

La conciencia bondadosa (descrita en el capítulo 15) constituye, en muchos sentidos, el núcleo del enfoque Respira Vida Breathworks a la meditación. Se deriva de la conexión con el cuerpo y la respiración desarrollada gracias a la práctica de las otras dos modalidades, expandiendo el campo de la conciencia hasta llegar a incluir una sensación de conexión empática con los demás.

### Tres puertas de entrada

Las tres prácticas mencionadas son distintos caminos para llegar al mismo objetivo de desarrollar la conciencia y la bondad. Imagina una casa espaciosa en cuyo centro hay una habitación silenciosa adornada de estas hermosas cualidades. Para entrar en ella debes pasar por una de esas tres puertas, de formas y colores ligeramente diferentes. La puerta de entrada del escáner corporal es terrenal y arraigada y se halla un poco por debajo del nivel del suelo, de modo que, para entrar, debes descender un poco. Para atravesarla, se requiere un paso lento que te permita advertir el modo en que sientes tu cuerpo. La puerta de entrada de la atención plena a la respiración, por su parte, está pintada de azul celeste y se ve atravesada por la brisa, respondiendo a la atmósfera que hay dentro y fuera de la habitación. La puerta de la conciencia bondadosa es de un color rojo intenso y se ve atravesada, además de ti, por muchas otras personas. Es imposible atravesar esta puerta sin ser consciente de la relación e interconexión que te une a los demás sin que haya, en ella, necesidad alguna de apresurarse.

## «Detenerse» y «ver»

Cada una de esas prácticas incluye las dimensiones de «detenerte» (es decir, de tranquilizar o estabilizar la mente) y «ver», lo que te proporciona una comprensión de la naturaleza de la experiencia que te permite conectar con la vida desde una perspectiva más amplia, estable y fluida.[8]

### Detenerte o tranquilizarte

Las habilidades de atención, enfoque y concentración constituyen el fundamento de la meditación. Este es un proceso descrito, en ocasiones, como «detenerse» porque, en él, uno aprende a impedir que la mente divague, permitiendo que se tranquilice y despierte. Es difícil reflexionar sobre tus circunstancias y aprender nuevas formas de responder si la mente va, como un animal salvaje, de un lado a otro. El primer paso consiste en domesticarla a través de ejercicios sencillos, prestando atención a una cosa a la vez como, por ejemplo, las distintas partes del cuerpo (en el escáner corporal), contar las respiraciones (durante mindfulness a la respiración) o descansar la atención en las sensaciones agradables y desagradables (durante la práctica de la conciencia bondadosa). Si puedes concentrar tus energías mentales y emocionales en un rayo agudo de conciencia, pasarás de un estado brumoso y difuso a otro deslumbrante y claro.

### Ver

La segunda habilidad consiste en emplear esta conciencia concentrada para discernir el verdadero carácter de tu experiencia. Esto es algo que a veces se denomina «ver» o «ver la naturaleza de las cosas» y consiste en aprender a percibir directamente tu experiencia instante tras instante como un *proceso,* en lugar de dejarte atrapar por su *contenido.* Si, como ya hemos dicho, examinas la experiencia llamada «dolor», descubrirás que no se trata de una «cosa» sólida y estable, sino de un flujo de sensaciones y respuestas cambiantes. Y, cuando percibes de este modo el dolor puedes interesarte más por la calidad de las sensaciones que por las historias que, al respecto, te cuentas, que frecuentemente se ven distorsionadas por el miedo, la ansiedad y la desesperación.

Esta actitud fluida y creativa puede cambiar la experiencia que tienes de ti mismo y transformar espectacularmente tu percepción de los demás y del mundo que te rodea. En tal caso, dejas de sentirte aislado y separado del flujo de la vida y te sientes parte de ella. Y, cuando dejas de identificarte con las olas de la superficie del océano, agitadas por tormentas pasajeras, tu conciencia se sumerge en las profundidades y contemplas el oleaje desde la perspectiva tranquila y estable del océano. La experiencia es la misma, pero la ves de un modo completamente nuevo.

Pero la experiencia del «ver» apunta también hacia otra dimensión muy importante. La meditación no solo te permite relacionarte con tu experiencia desde una perspectiva más amplia y profunda, sino que constituye asimismo un entrenamiento en compasión e interconexión. Cuanto más te familiarizas con los matices de tu experiencia, más entiendes lo que significado ser humano. Puedes estar seguro de que, en este mismo instante, alguien está experimentando lo mismo que tú, sea cual sea tu experiencia. Los detalles concretos de tu experiencia pueden variar, pero todos compartimos la misma condición humana. Todos queremos ser felices, todos queremos evitar el sufrimiento, todos tratamos de escapar de lo desagradable y de prolongar lo agradable, y todos conocemos la sensación de «adecuación» que aflora cuando nos relajamos en una sensación de armonía con el modo en que las cosas son.

La maestra budista Pema Chödrön dice: «Cuando eres feliz, piensa en los demás y, cuando te halles sumido en el dolor, piensa en los demás». Toda tu experiencia puede ser una oportunidad para la conexión empática. Cuanto más te orientas, durante la meditación, hacia tu experiencia y más clara y amablemente conectas contigo, más conoces a la humanidad. Cuando te sumerges sincera y valientemente en tu interior acabas conectando, más allá de los detalles de tu experiencia personal, con lo universal. La práctica de la meditación no solo transforma tu relación con el dolor y la enfermedad, sino que también te convierte en una fuerza más respetuosa y considerada para el bien del mundo.

# 10. Actitudes útiles

*Suficientes.*
*Estas palabras son suficientes*
*y, si no estas palabras, esta respiración*
*y, si no esta respiración, estar aquí sentado.*

*Esta apertura a la vida*
*que hemos rechazado*
*una y otra vez*
*hasta ahora.*

*Hasta ahora.*

DAVID WHYTE[1]

La meditación es una oportunidad, pero también un desafío. Ya hemos dicho que la meditación puede ayudar, pero, en ocasiones, también puede experimentarse como una lucha. Los pensamientos y sentimientos parecen tener vida propia y puedes sentir que tu meditación se ve continuamente secuestrada por los hábitos compulsivos de pensamiento y las emociones perturbadoras. Si vives con el dolor y la enfermedad, puedes sentir que tu experiencia del cuerpo se empeña tozudamente en obstaculizar el camino al sosiego que tanto anhelas. Antes de darte cuenta, te ves asaltado por las dudas y el desaliento y empiezas a decirte: «Yo no puedo meditar». En una vida plagada de dificultades, la meditación puede convertirse en otra cosa en la que sientas que has fracasado.

En este capítulo quiero sugerir una actitud más útil hacia la meditación que no tiene nada que ver con el éxito ni con el fracaso. También ofreceré algunos consejos para enfrentarte a las dificultades habituales.

## Convertirse en un ser humano, no en un «hacedor» humano

Sheila describió perfectamente la actitud a la que ahora quiero referirme del siguiente modo:

> En el espacio de dos años tuve un tumor cerebral, un tumor medular, osteoporosis y una enfermedad pulmonar degenerativa y pasé de estar empleada a jornada completa en un trabajo muy ocupado y tener muchas aficiones a ser un ama de casa y tomar grandes dosis de morfina para poder enfrentarme al dolor. Pero lo peor de todo fue la extraordinaria fatiga provocada por el tumor cerebral.
>
> Yo siempre había sido una persona «motivada» que pasaba rápidamente de una actividad a otra. La lista de tareas que me impuse era muy larga, y ahora entiendo que irreal, para una persona enferma como yo. Pero, apenas traté de hacer algunas de las cosas de mi lista, me frustré por no poder conseguirlo. Estaba esperando el curso de Respira Vida Breathworks para que me ayudase a controlar mejor el dolor, pero lo cierto es que cambió por completo mi visión de la vida. Entonces descubrí que necesitaba aprender a vivir de otro modo y que lo que hacía que la vida mereciese la pena no era el número de tareas que concluía, sino la cualidad con la que las desempeñaba.
>
> Esta semana, mi tutor me ha pedido que abriese más espacio en torno a las actividades. Estoy aprendiendo a sentirme querida y apoyada

> por lo que SOY, no por lo que HAGO. ¡Por vez primera sé que soy un *ser humano* y no un *«hacedor» humano*!

Convertirse en un «ser humano» en lugar de en un «hacedor huma-no» es una forma extraordinaria de describir el espacio con el que la meditación te permite conectar. Aunque Sheila tiene varios proble-mas físicos, está enfrentándose sinceramente a sus limitaciones y tendencias y aprendiendo una forma nueva de ser.

Quizás puedas pasar rápidamente, cuando estás sano, de una cosa a otra, pero esa es, cuando tu cuerpo está enfermo o cansado, una buena receta para la autodestrucción. Uno de los peligros que ace-chan a la meditación (que Sheila, por cierto, evitó, pero en el que muchas personas caen) consiste en transferir a la meditación los há-bitos de «hacer». De ese modo, sin embargo, la meditación se con-vierte en otra cosa que hay que hacer bien y en la que tienes que triunfar; y es fácil creer que una buena meditación debe ser placen-tera y hasta beatífica. Para quienes padecemos de dolor crónico pue-de convertirse en otra forma de escapar de nuestra enfermedad. Pero la meditación no tiene que ver con manipular la vida ni con desemba-razarse de las experiencias dolorosas. ¿Cómo podemos, pues, cam-biar estos hábitos y actitudes profundamente arraigados que tan fa-miliares nos resultan y que a menudo hasta ignoramos?

Mindfulness nos ayuda a cambiar los hábitos inútiles, porque nos obliga a comprometernos con la experiencia del momento tal cual es. Esta experiencia incluye cualquier sufrimiento «primario», ya sea el dolor corporal, la fatiga o cualquier cosa que te provoque estrés o ansiedad. Relajar tu respuesta a la experiencia puede atenuar el do-lor de un modo a veces espectacular. Pero, para ello, es necesario hacer las paces con cualquier dolor o dificultad residual, descansan-do en la experiencia del momento, incluya lo que incluya, y la me-ditación es el espacio que puede enseñarte a hacerlo.

Si no te das cuenta del reflejo a resistirte a cualquier experiencia que te desagrade, puedes tratar de bloquear el dolor empeñándote compulsivamente en «cazar» distracciones o sintiéndote desbordado por las dificultades. En cualquiera de estos casos acabas viviendo más reactiva que creativamente y pasas los momentos, los días, los meses y los años sumido en la densa maleza del sufrimiento.

Aprender a meditar valientemente con la totalidad de tu experiencia te enseña a vivir *con* sus circunstancias en lugar de hacerlo *contra* ellas. Si esa es la actitud con la que abordas la meditación, pasarás poco a poco de un estado de inquietud y distracción a otro de sinceridad, iniciativa y elección. Puedes conectar con una sensación corporal de espacio interno y estabilidad profunda que es inconmovible, independientemente de lo que ocurra. La tradición suele representar esta actitud con el símbolo del bambú, cuya firmeza y flexibilidad ilustran a la perfección la capacidad de permanecer firmemente asentado y responder cimbreándose, sin quebrarse, a los embates del viento.

Si puedes aprender, durante la meditación, a tener en cuenta cualquier sensación dolorosa presente en tu conciencia, descubrirás también que esas sensaciones constituyen otro aspecto del flujo de la vida. Entonces verás de forma más profunda la vida y el modo en que las cosas son para todos nosotros. Imagina que tu vida es una botella de agua sucia que, como se halla en continuo movimiento, siempre está turbia. Meditar permite que la suciedad se deposite naturalmente en el fondo, dejando el agua transparente. Y como sucede con el agua que, si no la mueves, se asienta naturalmente, tu mente y tu corazón también acaban, del mismo modo, reposando naturalmente. Quizás te sorprendas gratamente si, cuando dejas de apresurarte, de resistirte y de evitar estar contigo, descubres la posibilidad de descansar con tranquilidad en el momento presente. Aunque tu experiencia incluya dolor y dificultad, esto proporciona estabilidad y fortaleza.

El mejor calificativo que conozco para describir el estado meditativo es el de *ecuanimidad*. Ese es el objetivo fundamental, en suma, de la práctica de la meditación mindfulness, que pasa por el cultivo de un estado corporal, emocional y mental amable, sensible y vivo. La mente con toda probabilidad irá, tanto en el entorno meditativo como en la vida cotidiana, de un pensamiento a otro, pero mindfulness significa advertir esto y volver a descansar, una y otra vez, en la ecuanimidad.

> Imagina un lago sereno en cuya superficie, completamente quieta, se refleja la imagen de la luna llena. Una mente clara y en meditación es como el agua clara del lago. Una mente semejante a un espejo es sabia y profunda. No distorsiona acontecimientos ni experiencias, sino que los refleja, sin modificarlos, tal cual son.

## Tres cualidades clave: intención, atención e interés

### 1. Intención

Cuando, hace unos años, asistí a un taller dirigido por Jon Kabat-Zinn, empezó invitándonos a sentarnos tranquilamente y nos formuló la siguiente pregunta: «¿Por qué estoy aquí?». Todos habíamos pagado dinero y algunos habíamos atravesado, para asistir, medio mundo, pero el hecho de formularnos esa pregunta nos ayudó a cobrar conciencia de nuestro objetivo. Sin eso, probablemente hubiésemos ido a la deriva durante todo el encuentro.

Lo mismo sucede en cada sesión de meditación. Una vez que te has asentado en la postura, te ayuda a involucrarte conscientemente con tu objetivo. Puedes preguntarte: «¿Por qué estoy meditando?

¿Qué espero obtener de esta sesión? ¿Por qué quiero ser más consciente?». Las respuestas probablemente estén ligadas a tus motivaciones básicas y tus valores más profundos. Si estás viviendo, por ejemplo, con el dolor, tu intención puede ser la de dejar de huir del dolor y cultivar una conciencia más amplia y estable que te capacite para tomar decisiones en situaciones habitualmente dictadas por tus reacciones y hábitos.

El modo en que te comprometes con tu objetivo puede ser no verbal. A menudo llega un momento, cuando medito, en el que siento que he «aterrizado» y súbitamente me siento conectado e interesado en mi experiencia. Parece que, después de haber permanecido sentado durante un rato y más en contacto con mis motivaciones más profundas y el beneficio recibido de la meditación, se evoca una suerte de memoria física de la meditación. Pero eso solo sucede si recuerdo ser amable, porque entonces el recuerdo emerge naturalmente en mi experiencia.

## 2. Atención

Si tu intención es el contexto de tu meditación, el trabajo de cada sesión consiste en ser claramente consciente de lo que está ocurriendo, sin pretender aferrarte a aquellos aspectos de la experiencia que te agraden y desembarazarte de aquellos otros que te disgusten. Así, mientras esperas un determinado resultado, el objetivo también es el de permanecer abierto a tu experiencia tal cual es. Esto es algo a lo que a veces se denomina «la paradoja del cambio».[2]

### La paradoja del cambio

Es imposible que logres tu objetivo de responder al dolor de un modo más amable y consciente si te empeñas en soslayar lo que realmente sientes. Esto será mucho más probable si asumes la responsabilidad de tus estados mentales y emocionales. Descubrir una respuesta creativa en este instante favorece el establecimiento de condiciones positivas para el instante siguiente. Si buscas de forma activa estas respuestas, la paz brotará naturalmente. El único modo de alcanzar tus objetivos futuros consiste, dicho en otras palabras, en vivir plena y creativamente en el presente; el mejor modo de ir de A hasta B consiste en estar realmente en A.

Ilustraré ahora este punto con un ejemplo procedente de mi propia experiencia. Una mañana en la que me senté a meditar estaba experimentando dolor de espalda y cuello y sintiendo náuseas. Me resistía a involucrarme en la meditación, pero sabía que si me asentaba en mi experiencia, me sentiría mejor. Al cabo de un rato, me di cuenta de que quería que la meditación me hiciese sentir mejor y de que la tensión de mi cuerpo se derivaba de pretender este resultado. Vi que no estaba siendo amable con mi experiencia, de modo que me establecí en la conciencia de mi cuerpo y tuve una sensación amorosa de descansar, momento en el cual se desvaneció el deseo de que mi experiencia fuese diferente. Cuando la sesión de meditación concluyó pude retomar tranquilamente mis actividades, enfrentándome uno tras otro a los distintos instantes que el día me deparaba. Renunciar a las expectativas durante la sesión de meditación abrió mi vida a la conciencia bondadosa y atenta y pude involucrarme en mis actividades cotidianas sin sentirme ansiosa.

Ser y hacer, un esfuerzo equilibrado

Una paradoja similar se aplica al esfuerzo y el no-esfuerzo o al «ser y el hacer». Como dice Sheila, la práctica de la meditación y de mindfulness te enseña a convertirte en un «ser humano», no en un «hacedor humano». ¿Pero existe algún esfuerzo implicado? Solo tienes, para ello, que acostarte, renunciar a todo esfuerzo y «ser». ¡Es muy probable que, quienes vivimos con el cuerpo sumido en el dolor, jamás nos desembaracemos completamente de él!

Decidir meditar, asumir la postura y dirigir la atención hacia el objeto elegido (como el cuerpo o la respiración, por ejemplo) implica esfuerzo. Pero ese esfuerzo se halla al servicio de estar presente con la experiencia, algo a lo que podríamos referirnos como «hacer» para «ser». El esfuerzo que necesitamos hacer en meditación es sensible y receptivo, como el esfuerzo de escuchar en lugar del esfuerzo de gritar.

Ese *esfuerzo equilibrado* elude por igual los extremos del sobreesfuerzo y de la pasividad. Es el esfuerzo del águila que planea, descansando en las corrientes térmicas, pero completamente alerta. Es el esfuerzo necesario para cortar, con un cuchillo afilado, una rebanada de pan recién horneado. Si no haces esfuerzo, no podrás cortar la rebanada, pero si presionas demasiado, la aplastarás. Esta es una práctica que puedes ejercitar cotidianamente cuando abres una puerta o conduces un coche. ¿Cuál es el esfuerzo justo que tienes que hacer para girar, sin aferrarte, el volante o el pomo de una puerta? Durante la meditación, del mismo modo, debes hacer el esfuerzo justo para perseverar en la práctica sin que ello embote tu sensibilidad.

La paradoja que supone el esfuerzo al servicio del no-esfuerzo y de «hacer» al servicio de «ser» ilustra perfectamente la magia de la atención plena. A menudo, basta con dirigir la luz de la conciencia hacia una experiencia para que el cambio se produzca. Si eres claro con respecto a tu intención y tus valores, tu respuesta emocional y mental natural se verá conformada, apenas adviertas lo que está ocurriendo, por esas intenciones.

Intención y atención

Si quieres, dicho en otras palabras, aclarar tus *intenciones* y valores y prestar *atención* a tu experiencia en cada instante, el futuro cuidará naturalmente de sí mismo. Si adviertes, por ejemplo, que estás preocupado por pensamientos ansiosos, tómate el tiempo necesario para verificar el estado subyacente del que proceden esos pensamientos. Quizás te des entonces cuenta de que estás contraído, atrapado y pasivo. El arte de mindfulness consiste en reconocer estos estados sin reaccionar automáticamente a ellos.

Cuando adviertes el abismo que existe entre tu intención (vivir con iniciativa y decisión) y tu experiencia (sentirte atrapado y pasivo), esta se relaja naturalmente, a condición de que no te juzgues con demasiada dureza. Cuando alumbras la experiencia con la luz de la conciencia, puedes descansar en el presente y volver a conectar con tu *intención* más amplia de avanzar hacia la libertad.

## 3. Interés

La atención y la intención dependen de otra cualidad, el interés. Descubrirás que es imposible prestar atención si estás más interesado en fantasías y distracciones que en el objeto de la meditación; y puedes pasar horas de meditación mientras la mente vagabundea a la deriva de un lado a otro.

Interés por el objeto de meditación

Pasamos tanto tiempo estimulados por intereses externos, como ver la televisión, leer, navegar por internet, hablar, ir al cine, ir de compras, etcétera, que a muchos nos resulta difícil mantener el interés en algo tan sutil como la respiración o las sensaciones corporales.

No es que haya nada malo en esas cosas, pero el bombardeo de estímulos puede ser tan intenso que obstaculice el contacto con nuestra experiencia interna. Por ello es tan importante, cuando aprendemos a meditar, que nos preguntemos: «¿Cuán interesado estoy en el objeto de meditación?».

Puede ser que, en algunas sesiones, no llegues a asentarte en el estado elegido y que, en otras, te vuelques demasiado, como si tu mente aplastara el objeto de meditación. No debes, en tal caso, preocuparte. Siempre puedes, por más que tu mente se despiste, *advertir* que tu interés se ha visto arrastrado en otra dirección. Para volver a la respiración, al cuerpo o al estadio actual de la práctica de la conciencia bondadosa, debes poder movilizar tu interés y atención, aunque solo sea un momento. Para la mayoría de nosotros, la meditación se limita a descubrir que nuestra mente se ha perdido, y a traerla de nuevo al presente.

La Figura 26 ilustra este proceso en torno a una línea que representa la dimensión temporal de una sesión de meditación.[3]

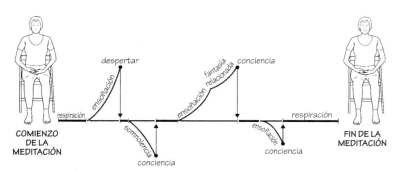

Experiencia típica de una sesión habitual de meditación. La línea horizontal representa el objeto de atención, por ejemplo, la respiración. Las líneas gruesas representan periodos de mantenimiento de la conciencia de la respiración, cuando uno se recupera de una divagación.

Figura 26

A veces, parece imposible permanecer con el objeto de meditación y te sientes desbordado por tu experiencia mental, emocional o física. Es fácil, en tales ocasiones, quedarse atrapado en una lucha agotadora con uno mismo. Pero, en lugar de reorientar con suavidad, cuando adviertes una distracción, la mente hacia el objeto de meditación, la fuerzas, con lo cual no tardas en caer en una nueva distracción. Esta no es una manera adecuada de meditar, ya que es mejor trabajar *con* el poder de la mente que oponerse a ella.

## La paciencia domestica al caballo salvaje

El modo en que acostumbramos a tratar a la mente que se ha perdido y la llevamos a su objeto de concentración se asemeja al método utilizado por el domador de caballos salvajes que tira con violencia de la brida y las riendas hasta someter al animal. Pero es muy probable que esta estrategia aunque, en cierto sentido, funcione, acabe convirtiendo al caballo así domado en un animal arisco y enojado. Algo semejante sucede si abordamos la meditación con ese tipo de estrategia, que no genera tanto una mente relajada y confiada que disfruta de la experiencia de respirar, sino una mente que contempla con suspicacia la respiración.

Una aproximación mucho más amable es la ilustrada por un relato de Monty Roberts, un «susurrador de caballos» (es decir, alguien que se dedicaba a entrenar caballos salvajes «hablando» en su lenguaje) que domesticó a un potro cimarrón en las grandes llanuras del Medio Oeste estadounidense.[4] Se trataba de un caballo muy poderoso y, si Monty hubiese querido domarlo a la fuerza, se habría embarcado en una tarea imposible. En lugar de ello, lo dejó correr siguiéndolo, con su propio caballo, a galope tendido, durante todo un día, fuese donde fuese. Finalmente, el cimarrón, reconociendo su presencia, enlenteció su paso. En ese momento, Monty dejó de perseguirlo y, cuando se encaminó en otra dirección, el potro lo siguió lleno de curiosidad, sin que nadie lo obligara. Fue así como, día y medio más tarde, se había ganado la confianza del caballo y, pocas horas más tarde, cabalgaba sobre su lomo.

Este ejemplo ilustra la similitud que existe entre el trabajo con la mente y la doma de un caballo salvaje. Si pretendes obligarla a detenerse, embestirá y coceará y acabarás extenuado. Pero si dejas, por el contrario, que vaya a su aire, se apaciguará sola. Solo lucha porque tú te opones a ella, pero si eres lo suficientemente paciente, acabará interesándose por el objeto de meditación, como el potro cuando empezó a seguir al jinete.

Mi colega Sona describe el modo en que utilizó este enfoque en la práctica de la conciencia bondadosa. No se sentía amablemente conectado con las personas, sino que, por el contrario, se sentía irritado. Pero, en lugar de tratar de poner fin a su enfado y volver a prestar atención a lo que creía que debía atender, se dedicó a inspirar y espirar, dejando que la irritación formase parte de su experiencia. Simplemente se dijo: «Inspiro la irritación y espiro la irritación, sin juzgarla ni sentir que mi práctica ha fracasado». De ese modo, la irritación no tardó en apaciguarse y pudo experimentar una conexión más amable y verdadera con los demás. Al principio, su interés se dirigió más hacia la irritación que hacia la práctica de la conciencia amable, pero cuando aceptó esto, la tensión se disolvió y afloró la intención subyacente de desarrollar la amabilidad.

En otra ocasión, mientras estaba realizando una sesión de mindfulness a la respiración, Sona empezó a divagar acerca de pescar en Suecia, donde habitualmente vivía. Consciente de estar más interesado por la fantasía de la pesca que por la respiración, decidió introducir mindfulness a la respiración *dentro* de su fantasía. Y, al poco de empezar a imaginarse inspirando y espirando mientras pescaba, el interés por la fantasía empezó a desvanecerse y pudo interesarse amablemente por la respiración y el cuerpo.

No es posible forzar el interés. Es necesario persuadir y alentar a la mente a establecer contacto con el objeto de concentración, dándonos cuenta de aquello por lo que nuestra mente se interesa y utilizándolo como puente para la meditación. Es necesaria la sensibilidad de un susurrador de caballos para saber cómo funciona la mente, lo que le interesa y cómo podemos apaciguarla. Otra forma de describir esto sería decir que consiste en el desarrollo de una «perseverancia sabia» que nos recuerde la necesidad de ser conscientes.[5]

## Otros consejos generales para la meditación

### 1. Plantar semillas

Como es fácil preocuparse excesivamente por los resultados inmediatos y renunciar cuando no se obtienen, conviene tener una visión a largo plazo de la práctica de la meditación. Nuestras vidas se ven afectadas por cosas sobre las cuales tenemos muy poco control. Un pariente muere y caemos en la tristeza; se acerca la fecha de entrega de un trabajo y el estrés nos domina y no podemos sentarnos a meditar; o quizás contraes la gripe y pasas unos días sin meditar, pero cuando vuelves a estar en condiciones, has perdido el impulso. Todas estas cosas forman parte de la vida, razón por la cual necesitamos aprender a cabalgar sus altibajos perseverando en la práctica.

Meditar es como plantar semillas. El campesino que lo hace espera que las semillas germinen y la cosecha florezca. Tú también necesitas creer que, con el paso del tiempo, la meditación aumentará tu conciencia y tu iniciativa. Jon Kabat-Zinn dice, con respecto a la práctica de mindfulness: «No tiene que gustarte, solo tienes que hacerlo». Ese es un buen consejo. Si te quedas con la idea de que una determinada sesión ha sido «buena» o «mala», perderás la perspectiva. Debes practicar día tras día, plantando las semillas de mindfulness sin importar cómo te sientas. Si quieres valorar los beneficios de mi práctica, hazlo con una perspectiva de, al menos, seis meses. Desde esa perspectiva podrás ver si eres más consciente y más feliz, por más altibajos que la vida te depare.

## 2. Establecer condiciones útiles

Sona suele decir que, si la meditación te resulta difícil y te distraes mucho, probablemente debas revisar toda tu vida, no solo la meditación. Ten en cuenta que la calidad de tu meditación se verá afectada por las actividades de tu vida cotidiana. Si te pasas el día yendo apresuradamente de un lado a otro, es muy probable que te resulte difícil meditar al llegar la noche. Si das vueltas y más vueltas en la cama por la mañana y tratas de meditar de inmediato sin haberte despertado bien, probablemente tu meditación esté impregnada de pereza y somnolencia. También es muy probable que, si te pasas el día tratándote duramente a ti y a los demás, no puedas involucrarte con la práctica de la conciencia bondadosa. Y no te extrañes si, al meditar por la mañana sin haber desayunado, sientes náuseas y confusión.

Estas cosas pueden parecerte evidentes cuando las lees aquí, pero es sorprendente la poca atención que, aun los más experimentados meditadores, prestan al establecimiento de condiciones que favorecen mindfulness. Si, a lo largo del día, comes y duermes bien, te mantienes en forma y llevas a cabo tus actividades, te resultará más fácil meditar (véase también el capítulo 17).

## 3. Mente de principiante

Uno de los mayores escollos de la meditación son las expectativas basadas en experiencias anteriores. Durante el cuarto estadio de mindfulness a la respiración, por ejemplo, puedes haber descubierto la utilidad de descansar la conciencia en la sensación del abdomen. Sin pensar en ello, haces hoy lo mismo, pero en esta ocasión te sientes torpe y embotado. Tal vez deberías empezar comprobando cómo te sientes y lo que puede haberte llevado a descansar tu conciencia en la parte superior del cuerpo.

Si mantienes, en cada sesión, la frescura y curiosidad del principiante, tu práctica será creativa e interesante, por más que lleves décadas meditando. La tradición budista Zen denomina «mente de principiante» a esta actitud curiosa e inocente que alienta la humildad y la disposición a aprender. Como dijo, en cierta ocasión, el maestro Zen Shunryu Suzuki: «Son muchas las cosas que caben en la mente del principiante, pero muy pocas las que caben en la del experto».[6]

## 4. Una actitud lúdica

Asociada a la mente de principiante hay, en la meditación, una sensación de juego y aventura. Las prácticas presentadas en este libro tienen una estructura definida, pero tu enfoque también puede ser creativo y sensible a tu experiencia. Siempre puedes, si descubres que las cosas se ponen difíciles, ampliar el foco y abrirte a experiencias más sutiles. Y, si tus pensamientos divagan, quizás necesites dirigir tu conciencia hacia el cuerpo para asentarla. Puedes hacer este tipo de ajustes con una actitud lúdica en lugar de limitarte a concluir si estás haciendo «bien» o «mal» las cosas. Nadie medita «bien» todas las veces, pero las personas que hacen bien la práctica la consideran una aventura que puede enseñarles muchas cosas nuevas sobre la mente, el corazón, el cuerpo y el mundo.

Asimismo puede ser útil renunciar a cualquier tipo de estructura y dedicarse a ver sencillamente lo que ocurre. A veces, utilizo los últimos minutos de una meditación para ver dónde me llevan mi corazón y mi mente, es decir, les permito desplazarse a su aire. Es importante no ir a la deriva toda la sesión, de modo que conviene experimentar este enfoque con un espíritu de aventura y curiosidad durante cortos periodos de tiempo.

# 11. Meditar con el dolor

*—¿Qué hago con los ojos? —le pregunté.*
*—Mantenlos en el camino —me dijo.*
*—¿Y con la pasión?*
*—Mantenla encendida —contestó.*
*—¿Y con el corazón?*
*—¿Qué guardas en su interior? —replicó.*
*—Dolor y tristeza —respondí.*
*—Quédate con ello —concluyó.*

RUMI[1]

## Trabajar con un dolor
## o un malestar físico intenso

El principal reto de la meditación girará, para muchos de los lectores de este libro, en torno a las sensaciones corporales dolorosas. Si el dolor es crónico, probablemente persista, independientemente de lo bien que trabajes con tus pensamientos y emociones. La cuestión consiste en aceptar, sin reaccionar, lo que te resulte desagradable.

Ten en cuenta, si esta actitud te parece difícil, que tú no eres el único. Pero enfrentarte poco a poco, durante la meditación, al dolor, en lugar de quedarte atrapado en ciclos de evitación e inconsciencia y sentirte desbordado, es un acto heroico. Cada instante que pases consciente es un ejercicio de sinceridad hacia tu experiencia y un paso adelante hacia una vida más plena y creativa.

## Ser consciente no es lo mismo que soportar

*Ser consciente* no es, durante la meditación con el dolor, lo mismo que *soportar*. Hay quienes creen que «sentarse con el dolor» consiste en apretar estoicamente los dientes. Pero esta actitud de esfuerzo deliberado genera tensión, resistencia y estrés y resulta, a largo plazo, inútil. La experiencia de meditación debe ser lo más cómoda posible.

## Dedicar un tiempo a la postura

Yo siempre aliento a las personas a que empiecen prestando atención a la postura el tiempo que sea necesario. Solo tú puedes saber cuál es la postura que te resulta más cómoda. Esto es algo que descubrirás a través de un proceso de ensayo y error que puede cambiar también con el tiempo. El capítulo 12 incluye varios principios útiles que puedes utilizar como guía.

Cuando emprendí por vez primera la práctica de la meditación, me empeñé en ser una «buena» meditadora y traté de sentarme en el suelo con las piernas cruzadas. Y, aunque esa postura me provocaba mucho dolor, insistí, creyendo que tenía que ser fuerte y valiente. Finalmente, sin embargo, decidí sentarme en una silla, que me resultaba mucho más fácil para mi espalda, pero eso aumentaba mi dolor de cuello. Durante algunos años probé sillas de diferentes alturas, y formas distintas de apoyar las manos en el regazo. En otras ocasiones trate de meditar acostada, pero acababa adormeciéndome. Últimamente he empezado a meditar arrodillada, con un par de bloques de yoga sobre los que coloco un cojín de estabilidad (véanse Figura 27 y Apéndice 3). Esta me parece ahora una buena postura, porque coloca mi pelvis en un ángulo neutro que contribuye a que mis hombros y cuello estén más alineados con el eje vertical que, desde la pelvis, se eleva a través de toda la columna. El cojín de aire proporciona flexibilidad y equilibrio a toda la columna.

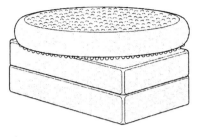

Figura 27

Yo siempre tengo dolor cuando medito, pero creo que esta postura es la mejor que, por el momento, puedo lograr. El proceso de ensayo y error que me ha llevado hasta esta postura probablemente prosiga hasta un momento en el que no pueda seguir arrodillándome y tenga que ejercitar mi creatividad y buscar nuevas posibilidades.

## Duración de las sesiones de meditación

Permanecer sentados aumenta, en algunos de nosotros, el dolor y la tensión, independientemente del tiempo que le dediquemos, de modo que convendrá explorar el tiempo que puedes mantener una determinada postura. No resulta beneficioso, si eso intensifica tu dolor, sentarte mucho tiempo. Como todos los meditadores, por otra parte, las personas con dolor somos proclives a los estados mentales de nerviosismo e inquietud y podemos utilizar el dolor como excusa. Por eso, el hecho de permanecer quietos puede contribuir de manera muy positiva, en ocasiones, a asentar la mente. El arte de la meditación nos enseña a reconocer el dolor que hay que escuchar y diferenciarlo del dolor provocado por la inquietud.

Si tu estado te impide permanecer tranquilo, puedes meditar durante cortos periodos o ajustar tu postura durante la sesión. A ti te corresponde, puesto que se trata de *tu* cuerpo y de *tu* mente, descubrir lo que mejor te funciona. Es muy probable que pases una sesión acostado sin interrumpir la concentración y el compromiso. Si necesitas ponerte en pie y estirarte, hazlo tranquilamente y siéntate de nuevo. Si meditas con otros, muévete, para no molestarlos, lo más atenta y silenciosamente que puedas, un extra de cuidado que, en lugar de interrumpirla, puede fortalecer tu conciencia.

## Actitudes ante el dolor y la meditación

Veamos ahora tres actitudes que pueden ayudarte, cuando meditas con dolor, a mantener y disfrutar de la meditación.

### 1. Resistencia

El primer obstáculo consiste en bajar realmente a la meditación. Aun después de llevar 20 años meditando, casi siempre tengo que superar resistencias... y yo no soy la única. Esta tendencia resulta especialmente acusada cuando uno vive con el dolor. Dirígete, cuando medites, hacia tu experiencia, incluido el dolor, de manera sincera y directa. Esto requiere coraje, pero a menudo no me siento tan valiente y, cuando empiezo a meditar, descubro muchas cosas que, en su lugar, tengo que hacer. «Tengo que llamar a tal persona», «Ahora me tomaría una taza de té», «Aún no he respondido al correo electrónico», «Me resulta insoportable sentarme conmigo y mi dolor» o «Estoy demasiado cansada», en cuyo caso, vuelvo a la cama y sigo durmiendo.

Pero, cuando me rindo a la resistencia, siempre me arrepiento y me siento mejor cuando encuentro el coraje y la energía para meditar. Aunque una determinada sesión me resulte difícil, me siento más sincera y consciente, lo que aumenta mi confianza y estabilidad y me enseña a permanecer con el dolor. Es importante reconocer la resistencia y perseverar en lugar de dejarnos gobernar por ella.

## 2. Examina tu agenda

Las actitudes, aun cuando meditas, afectan a la práctica, razón por la cual es importante investigarlas. La mayoría de quienes nos hallamos sumidos en el dolor o la enfermedad queremos escapar, y probablemente tú también, cuando empieces a practicar meditación y mindfulness, tengas esa tendencia. Independientemente de que crea haber aceptado su dolor, la gente mantiene la expectativa secreta de que la meditación lo reducirá o eliminará. Esto es, a la vista de la situación, algo completamente razonable, pero para personas con un dolor intratable, mindfulness significa establecer contacto, a un nivel más profundo, con los aspectos inevitables del dolor hasta hacer las paces con la situación.

Cuando, con algo más de 20 años, conecté con la meditación, esbocé un programa de práctica definitivamente escapista. Experimentaba un dolor insoportable que no llevaba nada bien; quería escapar de mi cuerpo y refugiarme en estados de tranquilidad y beatitud y esperaba que la meditación fuese una cura para ello, una expectativa, teniendo en cuenta las ideas que circulan sobre la meditación, bastante comprensible. Yo había leído libros sobre budismo y meditación y recordaba selectivamente ciertas partes. La mayor parte de la literatura al respecto nos proporciona una imagen global de la condición humana y describe el modo en que la meditación puede ayudarnos a estar más despiertos. Pero, en lugar de ello, yo me concentraba en descripciones de personas que lograban elevados estados meditativos en los que dejaban de experimentar su cuerpo, o describían tener un corazón y una mente amplios, claros e ilimitados, o describían una expansión del cuerpo tan espaciosa y difusa que era como tener un cuerpo de luz. «Fantástico –me dije–. Eso es, precisamente, lo que yo quiero.»

Me sentía muy atraída por esas descripciones de los estados superiores de la meditación y, cada vez que meditaba, me esforzaba en verme mágicamente transportada a un estado beatífico en el que no existe el dolor. Llegué a convertirme en una especialista en generar, a través de la voluntad y la imaginación, ese tipo de estados. En este estadio centraba mi conciencia en la cabeza, lejos de mi cuerpo dolorido, y, durante un tiempo, el dolor se atenuaba y me sentía tranquila y feliz. Pero, de ese modo, sin embargo, generaba mucha tensión y, apenas concluía la meditación, aterrizaba de bruces en mi cuerpo y me sentía peor que antes de haberla comenzado.

Muchos de quienes aprendemos a meditar motivados por el deseo de escapar del dolor incurrimos en el error de pretender escapar de la experiencia corporal. Amigos que son experimentados meditadores y que también han vivido en cuerpos doloridos me han contado que, durante sus primeras meditaciones, pasaron por episodios de tensión y ganas de huir muy parecidos a los míos. Una mujer lla-

**EILEEN**

Mi cuerpo está envejeciendo y anquilosándose. Esta es una situación que cada vez me parece más ventajosa, simplemente porque no puedo estar tan activa y debo enfrentarme a mis frustraciones y aceptarlas. Mi vida se ha simplificado mucho este último año, tanto interna como externamente... ¡Cada vez me queda más claro cómo había estado resistiéndome a la vida! Ahora que estoy aprendiendo a relajarme descubro lo tensa que, a un nivel profundo, estaba. Medito mucho más, pero sin forzar las cosas. Es cierto que la vida es más dolorosa, pero también es más real y más rica.

mada Eileen, que tenía mucho dolor, me contó que, con el paso del tiempo, su práctica había terminado tranquilizándose y profundizándose.

Otro amigo que padece una enfermedad medular degenerativa que le provoca mucho dolor y tensión se refiere al final de una sesión de meditación escapista como «aterrizar de nuevo en el infierno», una situación que le resultaba muy confusa y desagradable. Los tres hemos avanzado hasta la siguiente fase, que consiste en utilizar la meditación para morar más profundamente *dentro* del cuerpo, y en utilizar la experiencia del dolor para hacer las paces con la vida tal cual es y cultivar la ecuanimidad.

Una de las cosas más extraordinarias de la meditación es que parece conectarnos con nuestra inteligencia y sabiduría natural. Si meditas sinceramente y con una agenda realista, te darás cuenta de que algo no está bien. Yo necesité muchos años antes de entender esto, pero finalmente reconocí la necesidad de renunciar a todo intento de escapar de mi experiencia y de enfrentarme a ella. Y entonces fue cuando empezó de verdad mi viaje y me comprometí conscientemente con mi cuerpo.

## 3. La paradoja del dolor

Ya hemos hablado de «la paradoja del cambio», es decir, el principio según el cual el mejor modo de ir desde A hasta B consiste en estar completamente presente en A. Este mismo principio se aplica a conectar con las sensaciones físicamente dolorosas. En lugar de tratar, en un intento vano de escapar del dolor, de *salir* del cuerpo, la cuestión consiste en acercarse a él, es decir, en zambullirse cada vez más profundamente en el cuerpo. Esta parece una píldora amarga de tragar, algo contradictorio, como si estuviera sugiriendo que la práctica meditativa consiste en la nada atractiva perspectiva de sentarse y ser consciente del dolor. Pero lo que realmente estoy diciendo va mucho más allá de todo eso. Mi práctica de meditación consiste fundamentalmente en tan solo sentarme con una experiencia que incluye la incomodidad y el dolor, darme cuenta de los pensamientos y emociones que afloran y trabajar con mis reacciones para evitar la innecesaria acumulación de sufrimiento secundario. Pero también hay veces en las que me he tornado más consciente de mi experiencia de un modo mucho más exacto y sutil. Siento que mi conciencia se zambulle profundamente en mi cuerpo, que empieza a sentirse más difuso y espacioso. Esta sensación espaciosa, luminosa y transparente que me llena no procede de fuera, sino que parece brotar de mi interior.

Considera, como metáfora de esta experiencia, la imagen de uno de esos tapices que adornan las paredes de las mansiones rurales y

## STEFAN

Si puedo permanecer en el dolor, podré utilizarlo para llegar a un nivel más profundo de meditación. El dolor suele tener mucha energía y la atención se centra en él, pero la única forma de entrar en un estado más profundo de concentración consiste en contar con un fundamento muy estable, lo que implica trabajar con el cuerpo. Yo puedo experimentar esto como meditar desde la tierra, desde mi fundamento más estable y profundo. Cuando medito de ese modo, suelo experimentar un estado de ecuanimidad y mi experiencia de la vida es completamente diferente. Es más cordial, más amable y me proporciona una visión más amplia y la sabiduría necesaria para enfrentarme a la experiencia. Y, aunque no siempre tenga acceso a ellos, esos estados me parecen muy interesantes.

de los castillos. Desde cierta distancia, el tapiz representa una escena compleja que parece densa y sólida, pero a medida que te aproximas, vas dándote cuenta de que está compuesta de miles de hilos de colores. Si contemplas al microscopio el trenzado de esos hilos verás, entre ellos, millones de espacios vacíos. La meditación contribuye al establecimiento de una mirada abierta y amplia que te permita descubrir los espacios vacíos del tejido de tu experiencia y descansar tranquilamente en ellos.

Estas experiencias de un espacio profundo forman parte del mundo abierto por la meditación. Son estadios sobre los que había leído y que, cuando empecé a meditar, me habían parecido muy interesantes, aunque luego incurriese en el error de tratar de alcanzarlos dejando a un lado mi cuerpo. Solo sentándome *con* el dolor es posible acceder a la alegría intensa. Me gusta decir que el cielo abierto descansa *bajo* la tierra. Solo apoyándote en la tierra puedes llevar tu conciencia a una dimensión interna profundamente serena y tranquila.

## El dolor puede concentrar la mente

Hay veces en que las experiencias de dolor intenso pueden contribuir a concentrar la mente. Es fácil, si tu experiencia resulta muy placentera, caer en un estado difuso y desenfocado y pasarte la meditación divagando. El dolor intenso tiene la ventaja de fortalecer la meditación. Esto no resulta sencillo, como bien describe el comentario adjunto de Stefan, un meditador experimentado que vive con dolor crónico.

# Parte V

# La práctica de la meditación

# 12. La práctica de la meditación

Es útil, antes de emprender la práctica formal de la meditación, aprender la postura, el momento y el lugar adecuado para practicar.

## Postura

La palabra «meditación» suele evocar, en la mayoría de los casos, la imagen de una persona sentada en el suelo y con las piernas cruzadas en una postura erguida y estable. Es cierto que sentarse con las piernas cruzadas puede ser una forma muy adecuada de meditar para quien está físicamente sano y flexible, pero son pocos los occidentales, aun los que están en forma, que pueden mantenerla mucho tiempo.

El principal criterio a la hora de descubrir una postura para meditar es que someta al cuerpo a la menor tensión muscular posible y sirva de soporte a un estado mental atento pero relajado. No existe, teniendo esto en cuenta, otra restricción relativa a la postura. Es muy importante, si tienes mala salud o dolor crónico, que adaptes creativamente la postura, de modo que te aconsejo que dejes a un lado los consejos que te ofrezcan los manuales, *sobre todo* aquellos que no tienen en cuenta a las personas con problemas físicos. Escucha a tu cuerpo y experimenta hasta que descubras una postura que favorezca tu meditación. Recuerda que lo que sirve en un determinado momento puede, con el tiempo, dejar de hacerlo, a medida que tu cuerpo atraviesa el proceso natural de envejecimiento y los altibajos que acompañan a cualquier enfermedad crónica.

Esto puede significar, para algunos, acostarse a meditar, mientras que otros pueden preferir sentarse en una silla, y los hay que se encontrarán más cómodos arrodillados o sentados en el suelo con las piernas cruzadas. Hay veces en que, en una misma sesión, puedes necesitar cambiar de postura, sobre todo si padeces una enfermedad que te obligue a mover regularmente el cuerpo. Pero, en el caso de que te muevas, incluye eso en tu meditación y muévete lo más atento que puedas.

De las tres prácticas de meditación formal presentadas en este libro, el escáner corporal habitualmente se lleva a cabo acostado, aunque eso no es esencial. Las prácticas de atención a la respiración y de conciencia bondadosa se llevan mejor a cabo sentado en una silla o en el suelo con la espalda erguida, si tal cosa es posible, para reducir, de ese modo, la probabilidad de quedarte dormido.

Ya hemos dado, en el capítulo 11, consejos concretos sobre la postura para personas con dolor o incapacidad crónica, pero veamos ahora algunos principios y reglas de carácter más general.

## Acostado

Si meditas acostado es importante que encuentres una postura en la que te sientas cómodo pero lo más despierto posible. Recuerdo una expresión que Jon Kabat-Zinn suele utilizar para describir el estado mental y corporal que se desarrolla, aun acostado, durante la meditación, que él denomina «caer despierto» y que se refiere a la necesidad de estar atento a la vez que relajado.

Como la cama está asociada al sueño, es mejor acostarse en una alfombra, en el suelo, que en la cama. Pero siéntete libre para acostarte a meditar en la cama si ese es el único lugar en el que estás cómodo. También es el mejor lugar si tienes problemas de sueño y estás haciendo el escáner corporal para relajarte y facilitar la transición al sueño.

En el capítulo 8 (páginas 160-162) encontrarás más consejos sobre las posturas acostadas, sobre todo para que la cabeza y las piernas se apoyen adecuadamente. Deja que manos y brazos descansen en el suelo al lado de tu cuerpo con las palmas hacia arriba o apóyalas en el vientre o las caderas con las palmas hacia abajo. Asegúrate, si tienes una espalda frágil, de tener un adecuado apoyo debajo de ti para que la tensión no aumente durante la práctica de la meditación.

## Sentarse y equilibrar la pelvis

La clave de una postura cómoda reside, con independencia de la postura sedente elegida (sentado en una silla, arrodillado en el suelo o sentado con las piernas cruzadas), en el ángulo de la pelvis. La pelvis es como la base de un poste, que sirve de ancla para la parte superior del cuerpo y cuyo ángulo afecta al alineamiento de la columna, el cuello y la cabeza (véase Figura 28).

Como los modernos occidentales pasan mucho tiempo sentados en sillas, trabajando ante un escritorio, muchos de ellos descubren que su pelvis tiende a caer hacia atrás, lo que achata la curvatura lumbar de la región natural. Esto provoca la caída de los hombros y lleva la cabeza hacia adelante, lo que genera

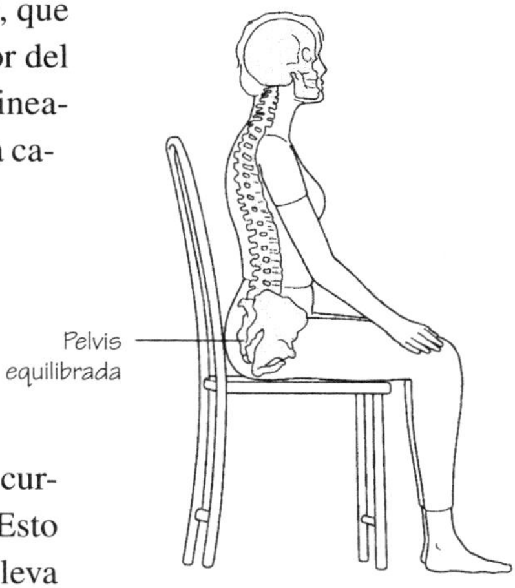

Pelvis
equilibrada

Figura 28

tensión cervical (Figura 29a). Si encuentras una postura en la que la pelvis permanezca equilibrada y recta, la columna mantendrá fácilmente sus curvaturas naturales. Esto permite que la cabeza descanse levemente en la parte superior de la columna y que la parte posterior del cuello permanezca erguida y relajada, con el mentón ligeramente retraído, una postura que favorece la apertura. Una pelvis equilibrada también permite que las piernas «caigan hacia afuera», hacia el suelo y se genere la menor tensión posible en los músculos largos de los muslos y la cadera.

Una buena forma de saber si tu pelvis está erguida consiste en balancearla unas cuantas veces hacia adelante y hacia atrás, buscando el punto justo que combine equilibrio y descanso. También puedes tratar, mientras estás sentado, de poner las manos bajo las nalgas para sentir los isquiones, es decir, los huesos de las nalgas, que soportan el peso del cuerpo. Cuando la pelvis está equilibrada, la mayor parte del peso del cuerpo se descarga directamente a través de esos huesos, en lugar de hacerlo a través de las almohadillas carnales de las nalgas de la parte posterior de los muslos (Figura 29a) o de la zona púbica delantera (Figura 29b).

También es importante colocar las manos a la altura correcta. Puedes apoyarlas en un cojín o en una manta enrollada para que los hombros permanezcan abiertos y amplios en lugar de caer hacia abajo debido al peso de las manos en el curso de la meditación (Figuras 30a y 30b).

Es mejor, si decides sentarte en una silla, que elijas una de respaldo recto, como las típicas sillas de comedor, por ejemplo. Si tu espada es lo suficientemente fuerte, puedes sentarte en la parte delantera de la silla, permitiendo que la columna mantenga sus curvaturas naturales, lo que genera una sensación de apertura en el pecho que moviliza la atención y la claridad emocional. Coloca un cojín detrás, si tu espalda es débil, de un modo que te sirva de apoyo y te permi-

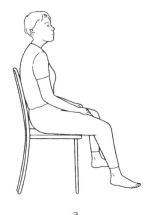 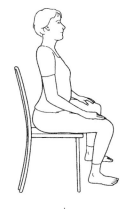

a
Pelvis inclinada hacia atrás
provoca indolencia y caída del cuerpo

b
Pelvis inclinada hacia delante
arquea excesivamente la espalda

Figura 29

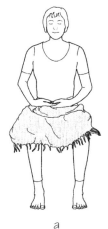 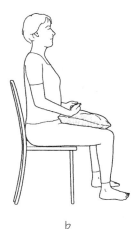

a
Manos apoyadas
en una manta

b
Postura de meditación
bien equilibrada

Figura 30

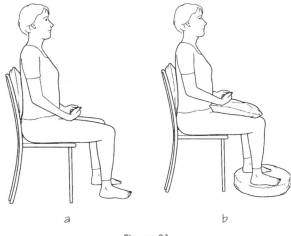

a                                    b

Figura 31

ta mantenerte erguido (Figura 31a). Asegúrate de que los pies permanecen planos y apoyados en el suelo. Y, en el caso de que tus piernas
no lleguen al suelo, coloca un cojín o almohada para que puedas mantener un contacto firme y estable con el suelo (Figura 31b).

## Arrodillado en el suelo

Hay personas con problemas de espalda a las que les resulta más
cómodo meditar arrodillados en el suelo que sentados en una silla.
Es más fácil colocar la pelvis en la posición adecuada para que esté
equilibrada y erecta cuando forma, con los muslos, un ángulo más
obtuso que los 90° que acompañan al hecho de sentarse en una silla.
Arrodillarse, por otra parte, en el suelo, carga las rodillas y los tobillos, de modo que deberás elegir lo que mejor te funcione.

Es importante que, en el caso de que decidas meditar arrodillado,
determines la altura y firmeza correctas. Prueba con un banquito de

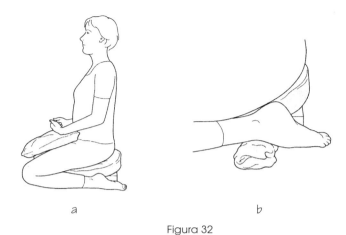

a                                      b

Figura 32

meditación, un cojín de meditación, un cojín de aire o un bloque de yoga. También hay quienes utilizan algo firme y estable, como una guía telefónica, por ejemplo, sobre la que colocan, para que no resulte tan duro, un cojín. Los lectores encontrarán, en el Apéndice 3, la dirección de algunos proveedores de artículos de meditación.

Lo principal es que tu asiento no sea demasiado blando (porque resultaría demasiado inestable) ni demasiado duro (porque sería muy incómodo). Si es demasiado alto, la pelvis tiende a inclinarse hacia adelante, arqueando excesivamente la parte inferior de la columna, mientras que si, por el contrario, es demasiado bajo, se inclinará hacia atrás, con el consiguiente achatamiento de sus curvaturas naturales y redondeo de espalda y hombros. Ambos extremos crean una postura poco favorable para la meditación, porque pueden producir dolor de espalda, dolor de cuello y una sensación global de tensión. Conviene prestar atención, pues, a la altura del asiento (Figura 32a).

En el caso de que, mientras estés arrodillado, experimentes tensión en los tobillos, trata de apoyarlos en calcetines doblados (o algo de parecida consistencia) para eliminar la presión sobre la articulación del tobillo. Prueba con lo que tengas a mano y busca algo con lo que te sientas cómodo (véase Figura 32b).

## Sentado con las piernas cruzadas

Otra posibilidad consiste en sentarte en el suelo con las piernas cruzadas, pero como requiere flexibilidad en la zona de la cadera, probablemente resulte inadecuada para quienes padezcan un dolor o enfermedad crónica. Por eso, a menos que seas muy flexible, te recomiendo que te sientes a meditar sentado en una silla o arrodillado en el suelo.

## Meditar regularmente

Por más poderosos que sean sus efectos, solo experimentarás realmente los beneficios de la meditación si la conviertes en un aspecto integral de tu vida. Sé realista con respecto al tiempo que puedes meditar. Es mejor meditar regularmente durante tiempos manejables que hacer intentos intermitentes excesivamente largos. Basta con 10 minutos al día para establecer una diferencia.

Encontrar tiempo para meditar es, para la mayoría de las personas, todo un reto y a ello contribuye muy positivamente hacer un hueco regular en tu rutina cotidiana. El momento elegido dependerá de tu estilo de vida y de tus preferencias. Hay personas a las que les gusta meditar a primera hora de la mañana para comenzar el día con una sensación de presencia y conciencia, mientras que otros, por el contrario, prefieren meditar por la noche para poner así un colofón apacible a su día. ¡Lo importante, en cualquiera de los casos, es que medites!

## Esbozar tu propio programa de práctica

Te sugiero que, mientras aprendes las meditaciones presentadas en este libro, te atengas a un programa sistemático que te permita ejercitar las tres prácticas. Los lectores interesados encontrarán, en el sitio web Respira Vida Breathworks, sesiones guiadas de meditación (www.respiravida-breathworks.net). En el Apéndice 1 sugiero un programa de 8 semanas que permite dedicar 2 semanas a la práctica de cada una de las tres principales meditaciones presentadas aquí, idealmente a diario y, al menos, varias veces por semana, junto a la indagación en la respiración que hemos presentado en el capítulo 7 (véase página 144). Después de haber experimentado con las tres meditaciones podrás establecer tu propia rutina. Probablemente descubras que algunas prácticas te resultan más fáciles que otras, pero te sugiero que las hagas todas, alternándolas con regularidad, porque se complementan y proporcionan un enfoque equilibrado a mindfulness y la meditación.

Con el paso del tiempo puedes decidir hacer diferentes prácticas en diferentes momentos del día y organizarlas para que te ayuden a gestionar tu estado. Yo, por ejemplo, hago una meditación sentada, a primera hora de la mañana, de unos 30-40 minutos, y luego desayuno y, después del almuerzo, hago un escáner corporal acostada. Esta combinación me resulta muy útil. La meditación matutina me ayuda a conectar conmigo y a permanecer positiva y atenta durante todo el día, mientras que el escáner corporal introduce una pausa en mitad del día. La actividad cotidiana agrava mis problemas de columna de modo que, a medida que pasa el día, mi dolor suele aumentar. La sesión de escáner corporal establece una pausa que interrumpe la acumulación de tensión y permite que mi cuerpo descanse profundamente. Es cierto que quita tiempo que podría dedicar a otras actividades, pero también lo es que me permite llegar al final del día en un mejor estado físico, emocional y mental.

## Programar la hora de las sesiones

Si no te atienes al programa establecido por las prácticas de Respira Vida Breathworks, deberás programar los pasos por ti mismo. Habitualmente coloco el reloj en el suelo frente a mí y echo un vistazo de vez en cuando; en este sentido, es más interesante dividir el tiempo en fases de la misma duración aproximada que reservar 15 minutos al primer estadio y tener que apresurarme luego. También puedes utilizar, como forma de marcar los tiempos, un temporizador colgado en la cintura o en la ropa que vibre a intervalos regulares (véase Apéndice 3).

## Entorno

Otra forma de apoyar la práctica de la meditación consiste en crear un espacio tranquilo y agradable para meditar. Este puede ser tan sencillo como destinar en tu casa un rincón tranquilo, ordenado y silencioso a la meditación. Puedes colocar unas cuantas flores o quemar una barrita de incienso para crear, de ese modo, un entorno sensorialmente agradable o utilizar algún objeto natural evocador, como una piedra o un pedazo de madera de deriva. También puedes colocar fotografías que evoquen un estado mental sereno y proclive a la meditación.

El efecto de este tipo de espacios suele ser muy poderoso. Sentarse en medio del ruido y el desorden no contribuye a desarrollar la calma y la claridad interna, pero hacerlo en un lugar especial puede convertirse en una especie de ritual que favorezca la transición a un estado mental más sosegado y contemplativo. También sirve desconectar el teléfono y pedir a las personas con quienes compartas tu casa que, en la medida de lo posible, no te interrumpan durante ese tiempo.

Pero lo principal, como sucede con todas las sugerencias presentadas en este capítulo, consiste en pensar creativamente en lo que establecerá condiciones favorables para la meditación.

# 13. El escáner corporal

*¡Cómo se precipita la ley de la gravedad,*
*fuerte como un vendaval en mitad del mar,*
*sobre cada brizna de cosa,*
*arrastrándola hacia el corazón del mundo!*

*Cada cosa*
*—cada piedra, cada flor y cada niño—*
*permanece en su sitio.*
*Solo nosotros, henchidos de arrogancia,*
*nos empeñamos, movidos por una vana libertad,*
*en ir más allá de lo que nos pertenece.*

*Si nos entregásemos a la inteligencia de la tierra,*
*creceríamos erguidos, como árboles...*

*Debemos aprender de nuevo, de las cosas,*
*a caer pacientemente confiando en nuestra solidez.*

*Hasta los pájaros,*
*antes de poder volar,*
*deben aprender esto.*

RAINER MARÍA RILKE[1]

El escáner corporal es un buen punto de partida para emprender, gracias a la meditación formal, el viaje de mindfulness. Se asemeja a la indagación atenta de la respiración que hemos presentado en el capítulo 7 (véase página 144), pero dirigiendo ahora tu conciencia, de un modo detallado y preciso, a las distintas partes de tu cuerpo. Puedes imaginar que estás lavando el cuerpo, tanto el interior como el exterior, con el flujo de mindfulness.

Ese capítulo incluye un breve ejercicio de conciencia corporal que transmite el sabor de la conciencia minuciosa desarrollada a través del escáner corporal, pero también te recomiendo el uso de una versión ampliada disponible en CD o en un archivo de audio descargado desde nuestra web www.respiravida-breathworks.net. Bastará, en tal caso, con descansar y dejarte guiar por la meditación.

La práctica suele llevarse a cabo acostado, si ello te resulta cómodo. Y adopta, en caso contrario, la postura que más adecuada te parezca. Y, si descubres que tu temperatura corporal se reduce un poco durante la práctica, asegúrate de estar lo suficientemente abrigado cubriéndote con una manta. (Los lectores interesados podrán encontrar, en el capítulo 12, recomendaciones relativas a la postura.)

Yo empecé la práctica del escáner corporal hará unos 20 años al finalizar una clase de yoga y fue una auténtica revelación. El profesor me invitó a sentir, una tras otra, las diferentes partes de mi cuerpo y lo único que tuve que hacer fue permanecer acostada y dejar que me guiase amable y suavemente a niveles cada vez más profundos. Para mí, supuso una auténtica liberación dejar de resistirme al dolor, aunque solo fuese unos minutos.

A medida que empecé a integrar, en mi vida cotidiana, las sesiones de escáner corporal, fueron disolviéndose poco a poco los hábitos profundos de tensar y retener. Los efectos del escáner corporal son sutiles, de modo que no se experimenta ninguna sensación espectacular de liberación, pero cuando revisas cómo te sentías varios meses atrás, te das cuenta de que estás mucho más a gusto en tu piel que antes. Ahora trato de hacer el escáner corporal cada día, después de almorzar, lo que me ayuda a habitar mi cuerpo con una amable conciencia y llevarlo a través del día con dignidad. Los días en que no practico suelo acabar sintiéndome tensa e inquieta. Llevo unos 20 años practicando regularmente el escáner corporal y ahora tengo menos tensión, mucha más conciencia y una sensación mucho más amplia de bienestar.

## Asentar la conciencia en el cuerpo

Como ya hemos visto en el capítulo 7, es importante que, quienes vivimos con el dolor y la enfermedad, recuperemos el contacto con nuestro cuerpo y volvamos a habitarlo, porque tendemos a resistirnos a nuestra experiencia física recluyéndonos «en la cabeza» y sintiendo el cuerpo solo cuando el dolor resulta insoportable. La conciencia de la respiración es una ayuda esencial para ir desarmando poco a poco esos hábitos, algo que el escáner corporal intensifica enseñándonos a conectar con nuestra experiencia corporal. En tal caso, en lugar de verte dominado por pensamientos, ideas o miedo *sobre* las sensaciones corporales, conectas directamente con las *sensaciones reales* que estás experimentando. El efecto es suave y descansado: no tienes que hacer absolutamente nada, de modo que puedes aflojar cualquier tensión que aflore en reacción a tu dolor. Esta es una práctica suave y receptiva y una forma extraordinaria de regresar al cuerpo con una actitud más amable que exigente, pero que, de forma tan misteriosa como mágica, puede intensificar tu conciencia.

El maestro Zen Suzuki Roshi dijo que la sabiduría puede aparecer de un modo gradual e imperceptible, como cuando caminas a través de una niebla fina y, sin darte siquiera cuenta, acabas completamente empapado.[2] Algo parecido sucede con la práctica del escáner corporal que, sin saber siquiera cuándo cambió tu conciencia, te sientes finalmente muy diferente.

## El método

Cuando realizas el escáner corporal diriges sucesivamente tu conciencia a diferentes partes del cuerpo, descansando en cada una de ellas, advirtiendo sencillamente lo que ocurre y sintiendo profundamente, desde el interior, esa parte del cuerpo.

Hay quienes creen que la invitación a ser consciente del cuerpo significa tener una visión de pájaro desde el exterior, pero no es eso lo que se pretende. Si la propuesta fuese la de ser consciente del dedo gordo del pie, por ejemplo, la práctica consistiría en llevar la conciencia al interior del dedo gordo del pie y ser consciente de cada sensación que se presente. Y, en el caso de que puedas sentir algo, debes ser consciente de la ausencia de sensaciones.

Como esta es una conciencia despojada de juicio, lo que importa no es tanto que las sensaciones sean intensas o estén ausentes, sino simplemente que seas consciente de ello. Si adviertes tensión y dolor o descubres que una zona es insensible, no pienses «trataré de cambiar eso», sino date simplemente cuenta de ello con una conciencia amable y bondadosa. El ejercicio te permitirá desarrollar una conciencia cada vez más sutil de tu cuerpo.

## Caminos en torno al cuerpo

Hay tantas formas de llevar a cabo el escáner corporal como opiniones sobre la forma «adecuada» de llevarlo a cabo. Hay quienes empiezan en los pies y siguen hasta la cabeza. Otros empiezan en la cabeza y siguen hasta los pies, y otros que empiezan en una parte del cuerpo y luego siguen con la otra. Yo no creo que haya una forma «correcta» de hacerlo y que todo depende, en este sentido, de tus preferencias. Pero, como las distintas rutas tienen efectos ligeramente diferentes, puede ser útil recordar esto cuando decidamos la ruta que, durante una determinada sesión, vamos a llevar a cabo.

## De la cabeza a los pies

La conciencia tiende a focalizarse, en la mayoría de los casos, en la parte superior del cuerpo. La cabeza es la zona en la que experimentamos el pensamiento y en ella están ubicados la mayor parte de los órganos sensoriales (ojos, orejas, nariz y lengua), de modo que ahí es donde la conciencia tiende a residir. Si empiezas el escáner corporal en la cabeza, estás comenzando en una zona de mayor conciencia; y si la mueves hacia abajo a través del cuerpo hasta finalizar en los pies, descubrirás que la sesión se siente mucho más asentada y silenciosa, de modo que se trata de un método especialmente tranquilizante. Es muy probable que, si realizas el escáner corporal a última hora de la noche para tranquilizarte antes de acostarte, acabes sintiéndote adormecido, por lo que esta es una buena forma de hacerlo.

## De los pies a la cabeza

Si, al comenzar la sesión, te sientes aletargado o adormecido, quizás prefieras empezar el escáner en los pies y terminar en la cabeza. Esta es una ruta que, al finalizar en la cabeza, una región habitualmente asociada a los órganos sensoriales activos, te deja más atento y despierto.

Si tienes dolor al comenzar

Puede resultar difícil zambullir tu conciencia en el cuerpo y resistirte, si experimentas mucho dolor, a «entrar en el interior». Puede resultarte más fácil empezar el escáner corporal en la cabeza, que es probablemente donde se focaliza la conciencia. Aunque te sientas desbordado o dominado por el dolor corporal, es muy probable que descubras que tu conciencia se enfoca en torno a la cabeza y experimentes ansiedad, miedo y pensamientos distorsionados sobre el dolor. Si empiezas la sesión siguiendo la instrucción «deja que la conciencia descanse en los pies», probablemente descubras que te resulta difícil seguir porque los pies te parecen muy distantes. Quizás pienses «Pero si no sé cómo ser consciente de mis pies. ¡Ni siquiera los siento!». Así que puede resultarte más ligero y cómodo el escáner corporal en la cabeza, donde la conciencia ya está focalizada, e ir conectando gradualmente con el cuerpo en el curso de la práctica a medida que tu conciencia va desplazándose por él. De este modo, finalizas el recorrido profundamente vivo y encarnado.

## EJERCICIO: EL ESCÁNER CORPORAL

Este breve ejercicio te proporciona una muestra del escáner corporal. Los lectores interesados pueden encontrar una versión más detallada en el CD o descargando el correspondiente fichero de audio del sitio web de Respira Vida Breathworks.

### Asentamiento
Decide la postura que vas a asumir, afloja cualquier tensión provocada por la ropa y deja que tu cuerpo se asiente en la superficie en que estás acostado o sentado. No olvides cubrirte con una man-

ta, porque puedes tener frío; desconecta, en la medida de lo posible, el teléfono, y pide que no te molesten durante la práctica.

## El contacto con la tierra

Dirige tu conciencia, cuando te sientes o acuestes, a las zonas de contacto entre tu cuerpo y la superficie en la que estás apoyado. Si estás acostado, esto se produce habitualmente en la parte posterior de la cabeza, los omóplatos, la parte superior y media de la espalda y el sacro (el hueso plano y triangular que se halla en la base de la columna). Es muy probable que los codos se apoyen en el suelo o la cama, permitiendo que las manos descansen, a ambos lados del cuerpo, palmas arriba, o lo hagan, palmas abajo, en el vientre, las caderas o las costillas. Elige lo que más cómodo te resulte. Deja, si las piernas están extendidas, que los pies caigan a ambos lados.

Permite luego, una vez que hayas sentido las zonas de contacto, que tu cuerpo se zambulla en ellas. Siente cómo el suelo sostiene tu cuerpo sin necesidad de que hagas, para ello, ningún esfuerzo o resistencia; la tierra es fuerte y muy capaz de soportar tu peso.

## La respiración

Dirige ahora tu atención a la respiración. Dedica unos cuantos minutos a descansar en la conciencia del movimiento del cuerpo mientras la respiración entra y sale, sobre todo en el ascenso y descenso del abdomen. Recuerda dirigir la conciencia de la respiración tanto hacia la parte dorsal de tu cuerpo como hacia la frontal. Deja que tu cuerpo se afloje, en especial durante la espiración, y sé simplemente consciente de las sensaciones corporales. No te preocupes si adviertes la presencia de tensiones.

## El escáner

Decide si quieres comenzar el escáner corporal en la cabeza o en los pies. No importa el camino que elijas, simplemente decide cuál te parece más adecuado.

## Comenzar en la cabeza

Cobra conciencia de tu cabeza hundiéndose en la almohada y permite que se sienta más pesada todavía, aflojando cualquier tensión que aparezca. Date cuenta de lo que sucede en la base del cráneo, donde puedes sentir una sensación de ablandamiento y relajación.

Deja que tu conciencia recorra tu rostro y presta atención a cualquier sensación que aflore en la frente, las mejillas, la boca y la mandíbula. Observa si estás tensando los dientes y suelta cualquier contracción. Deja que la mandíbula se suelte y ablande, con los labios ligeramente en contacto si respiras a través de la nariz, y permite también que la lengua se relaje en el interior de la boca.

Lleva ahora tu conciencia a los ojos y deja que descansen en la profundidad de sus cuencas, detrás de los párpados. Afloja y suelta la amplia extensión de piel que hay entre las cejas y el comienzo del pelo.

## Comenzar en los pies

Advierte, en el caso de que empieces en los pies, si los sientes calientes o fríos. Deja que tu conciencia los habite, experimentando directamente las sensaciones. No te preocupes si tienes dificultades en cobrar conciencia de los pies y, cada vez que veas que tu conciencia se ha perdido, dirígela de nuevo a los pies. Lleva tu conciencia a los pies y desplázate por ellos, uno tras otro, cobrando conciencia, sin juzgarla, de cualquier sensación que aparezca.

Deja que tu conciencia recorra cada pie, dándote cuenta de cualquier sensación procedente de la planta y del empeine, y observa cómo, instante tras instante, las sensaciones cambian.

## El resto del cuerpo

Desplaza gradualmente tu conciencia a lo largo de todo tu cuerpo, yendo de un extremo a otro. Recuerda que debes prestar atención tanto a la parte frontal como a la dorsal, sin olvidar brazos ni manos. Y, si no sientes nada en una determinada zona, date simplemente cuenta de ello.

## Trabajando con la tensión

Mira, cuando notes cualquier dolor o tensión en una determinada zona, si puedes ablandar la zona que la rodea. Y haz eso utilizando la respiración, inspirando conciencia hacia esa zona y soltando toda resistencia al espirar. Imagina que la tensión se descarga en el suelo. Dirigir la conciencia a la experiencia con una actitud amable alienta la sensación natural de dejar ir.

## Conclusión

Date todo el tiempo que necesites para concluir el escáner corporal. Sé cuidadoso con el modo en que mueves tu cuerpo después de este periodo de quietud. Gírate suavemente, en el caso de que estés acostado, hacia un lado y apoya luego las manos en las rodillas manteniendo, si te resulta cómodo, antes de empezar, la cabeza en línea con la columna. Muévete con cuidado para no disipar los beneficios del escáner corporal evitando cualquier movimiento brusco que pueda tensar innecesariamente tu cuerpo.

## El poder transformador de la conciencia

La razón por la que no necesitas forzar el cambio es por que la conciencia es naturalmente transformadora ya que la respuesta natural, cuando cobras conciencia de una tensión, es la de ablandarla y relajarla. Cuando te tornas consciente de algo doloroso, existe un anhelo y un movimiento hacia la liberación. Una enfermera de una clínica del dolor me dijo, en cierta ocasión: «La relajación es el estado natural cuando dejas de generar tensión». Esta es una frase de la que me acuerdo con cierta frecuencia. La idea de esa enfermera de que el espacio es natural, mientras que la tensión es algo que uno crea, resulta tan innovadora como sugerente. La mayoría de nosotros creemos que, para relajarnos o sentirnos en paz, tenemos que hacer algo, cuando, de hecho, lo único que necesitamos es dejar de empeñarnos en crear tensión.

## Soltarnos, rendirnos o dejar ser

Resulta muy interesante, independientemente de que hagas el escáner corporal sentado o acostado, dejar que el peso de tu cuerpo descanse en el suelo. De ese modo, obtienes la sensación de que tu cuerpo está apoyado y sostenido por la tierra, por todo el planeta que hay debajo de ti, fuerte, estable y perfectamente capaz de soportar tu peso. Tú, desde el punto de vista del planeta, eres tan ligero como una pluma.

Cuando te sueltas o «entregas» el peso de su cuerpo a la tierra, resulta evidente que es innecesario sostenerlo. Observa, mientras lees esta página, si estás dejando que tu peso descanse en la superficie que te sostiene. Observa, en el caso de que estés sentado en una silla, si te permites descansar en la silla (sin holgazanear) o si, de algún modo, te resistes, tensas o contraes tu cuerpo. Observa ahora lo que ocurre en respuesta a esta conciencia. ¿Has experimentado, en el caso de que te descubras reteniendo, una respuesta natural de soltar o renunciar? Esta es la calidad de la conciencia cultivada durante el escáner corporal. Es natural, en la medida en que adviertas tensión o contención, aflojar y soltar. Puedes experimentar la aparición reiterada, con el paso del tiempo, de la tensión, de modo que también deberás soltar, una y otra vez. Y esto es algo que puedes hacer, sin preocuparte por el éxito o el fracaso, una y otra y aun otra vez.

Dejar que tu resistencia se afloje mientras recorres el cuerpo con tu conciencia puede suponer una liberación extraordinaria, especialmente en el caso de que experimentes dolor crónico. El miedo al dolor y el deseo de evitarlo te desconectan de tu experiencia corporal real. Los estratos de evitación te alejan cada vez más de tu experiencia inmediata y generan un sufrimiento secundario. El escáner corporal establece las condiciones que te permiten acercarte gradualmente al dolor con una actitud amable y bondadosa.

## JAMES

El escáner corporal me parece muy tranquilizador porque lo relaja todo. Me gusta especialmente prestar atención a los hombros, porque es mucha la tensión que suelo acumular en ellos, lo que me lleva a desconectarme y contemplarlos desde el exterior. Pero, si puedo dirigir de nuevo la atención a los hombros, siempre puedo zambullirme en ellos y aprovechar el ligero movimiento de la respiración para darles un suave masaje. Cuando consigo mantener este tipo de conciencia, la tensión y la resistencia se disuelven y me fundo con el suelo. Esta es una sensación sorprendente. También siento que estoy ofreciendo a mi cuerpo una oportunidad de curación y descanso.

Ya he hablado de soltar, rendirte y dejar ir, tres términos que poseen significados ligeramente diferentes. Hay quienes afirman que «soltar» tiene connotaciones demasiado activas, mientras que otros consideran que las de «dejar ir» son demasiado pasivas. Pero los tres evocan, de maneras diferentes, la calidad de la conciencia movilizada por el escáner corporal, que puede ayudarte a habitar completamente tu cuerpo con la menor resistencia y tensión posible.

## El uso de la respiración

La respiración, como ya hemos visto en el capítulo 7, puede ser un poderoso acicate para el escáner corporal. Puedes imaginar, en cada una de las distintas partes del cuerpo que recorres, a la respiración entrando en él durante la inspiración y soltándolo o dejándolo descansar en el suelo durante la espiración. Esto puede convertirse en un hábito que te ayude durante la vida cotidiana, reemplazando gradualmente las viejas costumbres de resistirte y contener por el hábito útil de inspirar, llevando el aire hacia una zona dolorida o molesta y soltándola al espirar. Y esto es algo que puedes hacer en cualquier momento, independientemente de que estés en la cola de la caja de un supermercado o sentado en un transporte público. Esta es una habilidad que va convirtiéndose poco a poco en una segunda naturaleza y en un poderoso acicate para interrumpir la pauta habitual de acumular tensión.

## Cuerpo y mente

El escáner corporal también es un camino para investigar directamente las complejas relaciones que existen entre la mente y el cuerpo. No es de extrañar que las personas con dolor o enfermedad experimenten un alejamiento entre ambas dimensiones y puede ser fascinante investigar, si queremos que nuestra experiencia alcance un mayor grado de armonía y descanso, la relación que existe entre ambas. No basta, para corregir las respuestas al dolor que generan sufrimiento secundario, con trabajar solo con la mente, sino que también es necesario trabajar con la resistencia del cuerpo.

La conciencia, en mi opinión, es un continuo. En su extremo más burdo y ordinario se halla la conciencia corporal y, en el más sutil y efímero, la conciencia de los pensamientos y emociones. Pero se trata de dos aspectos de la misma cosa que abarcan la conciencia del complejo cambiante de la experiencia momentánea. Las sensaciones corporales dan lugar a pensamientos y emociones, lo que reverbera en el cuerpo. En opinión de S.N. Goenka, un conocido maestro indio de meditación: «Cada pensamiento, cada emoción y cada acción mental va acompañado de su correspondiente sensación corporal. Por eso, cuando observas las sensaciones físicas, también estás observando la mente».[3]

## BRENDA

Brenda, una mujer de más de 60 años, asistió a un curso de Respira Vida Breathworks con la intención de que le sirviera para tratar con las alergias. Una semana, llegó a clase diciendo que había inventado una cancioncilla que se repetía a lo largo del día y la ayudaba a utilizar la respiración para aflojar la tensión. Durante la inspiración, decía «Hola» a su experiencia y, durante la espiración, se decía «Suelta», un método que, según ella, la ayudaba a enfrentarse al estrés. Así se pasaba el día repitiendo amablemente «Hola, suelta; hola, suelta; hola, suelta».

La estrecha relación que existe entre la mente y el cuerpo sugiere que el escáner corporal es mucho más que una simple técnica de relajación. Potencialmente, es una práctica profunda de conciencia. Cobrar una conciencia directa y sincera de tu experiencia física durante el escáner corporal puede afectar también a tus estados emocionales y mentales. Del mismo modo, aflojar la tensión física y la resistencia pueden aquietar, cuando te hallas en un estado agitado, tu mente. La mente es tan resbaladiza y huidiza que puede resultar muy difícil trabajar directamente con ella, pero las sensaciones corporales son mucho más tangibles y ofrecen una forma práctica y eficaz de calmar y hasta transformar toda tu experiencia.

Quienes vivimos sumidos en el dolor y la enfermedad crónicos estamos atados a algún grado de tensión y ansiedad mental y emocional, además de a nuestro dolor o malestar físico. La práctica regular del escáner corporal afectará a todos estos niveles, no solo al físico, socavando las pautas de resistencia y proporcionando un excelente punto de partida para la meditación formal.

## Dificultades habituales con el escáner corporal

**Dormirse** es un problema muy habitual durante la práctica del escáner corporal. Si estás cansado, el escáner corporal te permite experimentar un bienvenido descanso y no dormir puede ser la expresión de una resistencia a cobrar conciencia de tu cuerpo. Cuando presento a las personas el escáner corporal, las aliento a no preocuparse si se quedan dormidas, sea cual fuera la causa. De algún modo, la práctica tiene un efecto, como si las palabras nos afectasen subconscientemente. El escáner corporal puede ser útil para enfrentarse a los problemas de sueño. Si te ayuda a dormir durante el día, también es probable que lo haga durante la noche. Sin embargo, te sugiero que, en su lugar, trates de practicar el escáner corporal en un momento del día en el que sea más probable que permanezcas despierto, porque entonces será más eficaz y aprenderás gradualmente, mientras estés tranquilo y relajado, a «caer despierto».

Los **pensamientos errantes** son también muy comunes, de modo que no debes sentirte, si te distraes de continuo, como si hubieras fracasado. Sigue dirigiendo una y otra vez tu atención al cuerpo y abandona cualquier preocupación sobre lo que crees que «debería» suceder.

**Dolor e inquietud.** Trata de ver lo que está ocurriendo cuando experimentas dolor o inquietud y toma la decisión consciente de responder (y no reaccionar). Aunque la mayoría de la gente prefiera realizar el escáner corporal acostado, lo cierto es que no hay reglas y puedes adoptar la postura que prefieras, eligiendo aquella en la que más cómodo te sientas. Si no puedes permanecer en la misma posición durante toda la práctica, muévete. Cuando enseño la práctica del escáner corporal, siempre aliento a las personas a moverse si descubren que, permaneciendo en la misma postura, su dolor se

## CHARLOTTE

El escáner corporal me pareció inicialmente difícil, porque creía que no debía moverme, lo que suponía una especie de tortura. Ahora utilizo la imaginación y realizo pequeños desplazamientos, como mover ligeramente la cadera. También visualizo imágenes placenteras o cosas agradables, como que estoy haciendo el escáner corporal acostada en el campo bajo árboles frondosos, tumbada en lo alto de las cataratas Victoria o en los brazos de alguien que me sostiene, lo que me resulta muy agradable.

intensifica, y a menudo les gusta girarse hacia un lado. A veces hago el escáner corporal acostada boca arriba, a veces boca abajo, y a veces de lado. Y, si tengo la necesidad de moverme, cambio cuidadosamente de postura durante la práctica, lo que contribuye a impedir una intensificación, debida a la presión, del dolor.

Haz lo que te parezca que necesites para sentirte cómodo, porque la práctica resultará más beneficiosa cuando no tengas que lidiar con sensaciones de dolor o malestar. A menudo resulta más fácil ablandar un dolor sordo que un dolor agudo o puntual, tú eres el mejor juez al respecto. Mira, en el caso de que el dolor te moleste, si estás reteniendo la respiración. También puede ayudar la práctica de la respiración óptima a la totalidad del cuerpo (véase el capítulo 7).

A veces, el cuerpo está inquieto porque la mente está agitada. Soltar el cuerpo lo asienta poco a poco en tierra y, manteniéndolo quieto y tranquilo, sosiega también la mente. Puede ser muy interesante investigar si el deseo de moverte durante la práctica está provocado por un dolor verdadero (en cuyo caso, moverlo serviría de ayuda) o por la inquietud emocional (en cuyo caso, lo más interesante sería mantenerse quieto). Lo importante es decidir moverse, no hacerlo compulsivamente. Prueba con esta distinción en diferentes sesiones del escáner corporal y mira si puedes estar más en sintonía con lo que necesites hacer para conseguir una mayor tranquilidad y calma global.

**Pánico o miedo**. Esto es habitual en el caso de que no estés acostumbrado a permanecer tranquilo y quieto. Los sentimientos de pánico o ansiedad pueden ser desagradables pero también pasajeros. Mira si puedes conectar con la respiración óptima y soltar el peso del cuerpo en el suelo; siente la tierra que hay debajo de ti y el contacto que hay entre el cuerpo y la superficie sobre la que estás descansando y asegúrate de que te sientes a gusto en la habitación. Recuerda que estos sentimientos no tardarán en pasar. El aprendizaje de las habilidades de conciencia, especialmente de las habilidades de respiración, puede ayudarte a sentir que controlas, a largo plazo, el pánico y la ansiedad.

**Sentirse más cansado y dolido después de la práctica**. No es de extrañar que, cuando las personas empiezan la práctica del escáner corporal, se sientan más cansadas y doloridas que antes. ¡Cuando empecé a practicarla, a menudo me sentía como si me acabase de atropellar un automóvil! Y, aunque esto resulta difícil de entender, porque lo único que hemos hecho ha sido estar acostados y permanecer quietos, poco a poco fui dándome cuenta de que me sentía peor porque había conectado con la tensión acumulada. Había sido una maestra en bloquear el dolor de modo que, cuando finalmente se abrieron las compuertas de la contención y de la resistencia, me vi desbordada por las sensaciones desagradables. Lo importante, si este es tu caso, es no renunciar y seguir practicando regularmente. Con el paso del tiempo, la tensión acumulada irá disolviéndose y la práctica resultará más placentera. Esta ha sido, al menos, mi experiencia, y, en la actualidad, el escáner corporal me resulta mucho más agradable.

Este énfasis en el compromiso a largo plazo se aplica a cualquier práctica meditativa. El cambio sucede de manera sutil y misteriosa, razón por la cual es importante no quedarse atrapado en las expectativas de un determinado logro o resultado a corto plazo. Lo importante es perseverar en el escáner corporal. No te preocupes si, después de realizarlo, te sientes un poco peor que antes de empezarlo; como tampoco importa que, al finalizarlo, te sientas mejor. Sigue practicando con una visión a largo plazo y verás que, con el paso del tiempo, sus beneficios acaban extendiéndose a toda tu vida. El escáner corporal proporciona un tiempo de descanso y renovación que te ayuda a tener más energía y vitalidad, independientemente del modo en que te sientas mientras estás practicando.

# 14. Mindfulness a la respiración

*El cuerpo como una montaña;*
*el corazón como el océano,*
*la mente como el cielo.*

Instrucciones de meditación Zen[1]

El siguiente paso que utiliza mindfulness para gestionar el dolor y la enfermedad es mindfulness a la práctica de la meditación de la respiración. Este es un paso que descansa en las habilidades desarrolladas durante el escáner corporal y que aplicas de un modo más preciso y detallado:

✧ Utilizando la respiración para aflojar tensiones y resistencias y habitar conscientemente el cuerpo.

✧ Entrenándote en prestar atención a una cosa cada vez, utilizando la respiración como objeto en el que concentrar la conciencia. Esto resulta naturalmente tranquilizador

✧ Cultivando una visión más amplia y profunda que te permita advertir que tus sensaciones físicas, tus pensamientos y tus emociones aparecen y acaban desapareciendo instante tras instante. Esto te ayuda a profundizar en una sensación más interna de estabilidad y equilibrio cuando te relacionas de un modo más fluido y flexible con todos esos contenidos.

## Conectar con el cuerpo y el momento

El principal objeto de atención de la práctica de mindfulness a la respiración consiste en el flujo natural de entrada y salida del aire en el cuerpo. Este, como ya hemos visto, es un momento extraordinario para permanecer en contacto con el cuerpo, sin dejar de estar anclado en el presente.

## La práctica

### Postura

La práctica del escáner corporal puede llevar a algunas personas a asociar la meditación a la postura acostada hasta el punto de resistirse a sentarse a meditar. Yo creía que eso no importaba y que, si el estado de salud de alguien le hacía sentirse más cómodo meditando acostado, así debía hacerlo. Pero lo cierto es que resulta mucho más fácil permanecer atento y despierto sentado que acostado, de modo que, si estás iniciándote en la práctica de cobrar conciencia de la respiración, te sugiero que pruebes a hacerla sentado. Y si, en tal caso, te resulta demasiado incómodo, es evidente que deberás seguir practicando acostado. Pero nunca se sabe, quizás no te resulte tan difícil como creas y los beneficios de una mayor atención compensen a cualquier aumento de dolor que experimentes.

El siguiente ejercicio breve (disponible también en CD o como fichero de audio, que el lector interesado puede descargarse del sitio

## EJERCICIO: MINDFULNESS A LA RESPIRACIÓN

Adopta una postura cómoda, siéntate lo más erguido que puedas y deja que tu cuerpo descanse en la superficie sobre la que estás apoyado. Trata de conectar, con una actitud amable y curiosa, con las sensaciones que experimentes.

Dirige poco a poco tu atención hacia los movimientos corporales de la respiración. Presta atención al movimiento ascendente y descendente del vientre. Advierte cómo los movimientos cambian de continuo y descansa la conciencia en el flujo de las sensaciones.

Date cuenta, echando el ancla en la conciencia de la respiración, de los pensamientos y emociones que discurren por tu mente. Deja que los pensamientos y emociones aparezcan y desaparezcan como las olas del océano y date cuenta asimismo de que, como la respiración, cambian de continuo.

Permanece ahí unos momentos y dirige con suavidad la atención, cada vez que te distraigas, hacia la respiración y el cuerpo.

web de Respira Vida Breathworks: www.respiravida-breathworks. net) te proporcionará una idea del poder de la conciencia de la respiración.

El método

Aunque haya varias formas de practicar mindfulness a la respiración, incluido el enfoque sin estructurar que hemos presentado en el ejercicio anterior, me parece interesante atenernos a un método tradicional dividido en cuatro estadios de una duración semejante. Si, por ejemplo, meditas durante 20 minutos, puedes dividir el ejercicio en estadios de unos 5 minutos. En cada uno de estos estadios descansas tu conciencia en las sensaciones de la respiración tal y como entra y sale naturalmente del cuerpo. No pretendas modificar la respiración, tan solo deja que vaya y venga naturalmente a su ritmo mientras diriges tu conciencia hacia las sensaciones corporales que siguen el flujo de la respiración. Recuerda que la respiración no es una idea más, sino una experiencia física que compromete todo tu cuerpo. Los lectores interesados encontrarán una versión de esta práctica de cuatro fases en el sitio web de Respira Vida Breathworks.

Estadio 1

Como la mente suele estabilizarse más fácilmente al comienzo de un periodo de meditación cuando tiene algo que hacer, puede ser útil empezar contando la respiración y pronunciando en silencio cada número. Empieza contando, pues, durante este primer estadio, al final de cada respiración, desde 1 hasta 10, para empezar luego de nuevo en 1 del siguiente modo:

✧ inspira, espira y di «1»

✧ inspira, espira y di «2»

✧ y sigue así hasta que inspires, espires y digas «10»

✧ luego empieza de nuevo en «1»

Una imagen tradicionalmente utilizada para ilustrar este estadio de la práctica consiste en imaginar que eres un ganadero que cuenta el número de animales que atraviesan una portilla para pasar de un campo a otro. Cuenta «1» cuando la primera vaca haya llegado al nuevo campo, y sigue luego así con todas las demás.

Estadio 2

El segundo estadio se parece al primero, pero es probable que descubras que requiere un poco más de concentración porque, en él, cuentas anticipadamente cada respiración del siguiente modo:

✧ di «1», inspira y luego espira

✧ di «2», inspira y luego espira

✧ y sigue así hasta que llegues a «10», inspires y luego espires

✧ luego empieza de nuevo en «1»

Una imagen tradicionalmente utilizada durante este estadio consiste en imaginar que estás contando las tazas de arroz que sacas de un gran saco antes de echarlas en una cacerola. Cuenta «1» cuando hayas cogido el arroz con la taza antes de echarlo en la cacerola.

Es muy probable que llegue un momento, en ambos estadios, en que tu mente se distraiga y pierdas la cuenta. Vuelve de nuevo, cada vez que adviertas esto, a contar, empezando desde «1». Puedes haber contado una o dos respiraciones de más o quizás te descubras contando «45, 46, etcétera». No importa. Tampoco importa cómo ni por qué te has perdido. Lo que importa es que tomes buena nota de lo que está ocurriendo y regreses despacio a «1».

Imagina que cada número es como un guijarro que arrojas a un estanque tranquilo. Entre el final de una espiración y el comienzo de la inspiración hay una pausa natural, durante la cual arrojas el número al estanque. Esta imagen te ayudará a sentirte ligero y natural en lugar de sentirte controlando la conciencia de la respiración.

Estadio 3

Deja de contar, cuando llegues al tercer estadio, y sigue el proceso respiratorio. Y abre, cuando lo hagas, tu campo de conciencia a todas las sensaciones corporales asociadas a la respiración. Estas sensaciones van desde el primer contacto del aire con la piel hasta el comienzo de cada inspiración a través del amable ondear del pecho, los pulmones y el vientre, cuando la respiración alcanza su plenitud natural. Luego advierte el cambio de sensaciones que acompañan a las modificaciones naturales de la respiración, convirtiéndote en la espiración y, cuando esta concluya, date cuenta de la breve pausa que separa una respiración de la siguiente y descansa ahí. Entonces el cuerpo responde naturalmente dando lugar al comienzo de la siguiente inspiración.

Cuando desarrollas una conciencia estable y sutil del ritmo de tu respiración, la experiencia se hace más sutil. La conciencia de la respiración constituye un ancla para la mente y las emociones, que tiende a sosegarlas y asentarlas. Este estadio puede experimentarse apaciblemente porque alienta la sensación de sensibilidad y apertura a la experiencia. Puedes imaginar la respiración como el avance y retroceso de las olas en la orilla del mar.

Estadio 4

La gente, durante el cuarto estadio, perfecciona su campo de conciencia para concentrarse en una sola sensación. Tradicionalmente se sugería descansar la conciencia en la primera y última sensación que emergen cuando el aire entra y sale del cuerpo, lo que tienen lugar cerca de la punta de la nariz, en el labio superior o entre las fosas nasales. Este estadio es el último porque, para asentarse en sensaciones tan delicadas, la mente necesita desarrollar cierta tranquilidad y alerta.

La calidad de la conciencia, durante este estadio, debe ser relajada, aunque concentrada, ¡en lugar de tan tensa que acabes bizco! La atención permanece alerta, aunque suave y delicada, como la receptividad casi ingrávida de la abeja mientras recoge el polen de una flor, el desplazamiento sutil de una tela de araña mecida por la brisa, o atrapar un milano que, apenas cierras el puño tratando de apresarlo, escapa impulsado por la corriente de aire provocada por el movimiento de tus dedos y que solo puedes tocar abriendo la palma de la mano y dejando que se pose solo.

> Imagina una ola lamiendo suavemente una roca. Fíjate en lo que sucede cuando la ola roza la roca. La delicada sensación de contacto de la respiración con la piel es como el contacto de la ola con la roca, precisa, delicada y continuamente cambiante. Esta me parece una excelente imagen del contacto que debe haber entre la respiración y el cuerpo.

### Otros puntos de contacto durante el cuarto estadio

El objetivo principal de este estadio consiste en estrechar el rango de sensaciones de las que eres consciente, y una alternativa a concentrarte en la punta de la nariz consiste en descansar la conciencia en el ascenso y descenso del abdomen o en el movimiento del pecho. A menudo, quienes vivimos sumidos en el dolor tenemos el arraigado hábito de «vivir en nuestra cabeza», lo que puede verse reforzado por el hecho de descansar la conciencia en la zona de la nariz. Descansar la conciencia en el ascenso y descenso del abdomen, sin embargo, puede ayudarte a sentirte más enraizado en el cuerpo. Yo te sugiero que experimentes y veas lo que te funciona, que, en distintos momentos, puede ser diferente. En el caso de que tengas tendencia a la pesadez o el sueño, puede resultarte útil dirigir la conciencia hacia la parte superior del cuerpo, quizás a la zona de la nariz, lo cual tiende a aumentar y aclarar la energía. Si, por el contrario, estás inestable e inquieto, resulta muy interesante dirigir la conciencia hacia la parte inferior del cuerpo, lo cual tiene un efecto naturalmente tranquilizador.

## La estructura de la práctica

Los cuatro estadios de mindfulness a la respiración te proporcionan una estructura completamente formal. También puedes tratar de esbozar una versión más larga del ejercicio más abierto y sin estructurar que hemos presentado al comienzo de este capítulo (véase también página 255). Hay personas a las que les gusta esto y consideran que se trata de una forma muy adecuada de prestar atención a la respiración. La mayoría, sin embargo, encuentra útiles estos estadios porque les proporcionan formas y variedades muy diversas, sobre todo cuando están aprendiendo a meditar.

Los cuatro estadios mencionados reflejan grados cada vez más exigentes. Contar después de cada respiración durante el primer estadio proporciona a la mente una actividad en la que involucrarse, lo que favorece su asentamiento. He descubierto que, si uno se asienta y observa, sin contar, la respiración, tiende a dejarse arrastrar por los pensamientos y sentimientos ligados a la actividad anterior. También me ayuda a ser más cautelosa con mi dolor y reacciones mentales asociadas. Si cuento, puedo involucrarme más rápidamente en la práctica.

El método empleado durante el segundo estadio de contar antes de cada respiración requiere un poco más de atención y te permite profundizar un poco más. Probablemente descubras que, para mantener el interés y el compromiso necesitas, durante este estadio, más sensibilidad.

Hay quienes consideran un obstáculo el hecho de contar y, si ese es tu caso, te sugiero simplemente que no lo hagas. ¡Recuerda que se trata de ejercitar la atención plena a la respiración, no la atención plena al hecho de contar! Contar no es más que un apoyo que puede ayudarte a asentarte y tornarte más estable y tranquilo.

Durante el tercer estadio, dejas de contar porque es probable que entonces ya hayas alcanzado un estado corporal y mental más estable y tranquilo. Descansa tu conciencia en las sensaciones físicas, los pensamientos y los sentimientos en el mismo momento en que aparecen y desaparecen, y hazlo con una sensación de equilibrio y calma. Esta es una actitud que cierto autor describe como «una receptividad no reactiva que no reprime ni reacciona compulsivamen-

## MICHAEL

Como afectado de fibromialgia y depresión, me resultó muy útil aprender a retomar, cuando me perdía, la respiración. La práctica me llevaba a menudo a advertir que mi mente se había distraído y a tomar la decisión de volver, una y otra vez. Antes sentía que los pensamientos y emociones me arrastraban, sin que pudiese hacer nada para impedirlo. Eran tan fuertes y emocionalmente cargados que parecían muy reales, pero la meditación empezó a mostrarme que «puedo ejercitar la decisión de soltar mis pensamientos ansiosos». Mindfulness a la respiración es una forma muy poderosa de llevar a cabo esta práctica. Y, cuando realmente me comprometo con la respiración y dejo que siga su ritmo descubro, en las sensaciones físicas de la respiración, una extraordinaria riqueza.

te el contenido de la experiencia». Dicho en otras palabras, eres consciente y contemplas con ecuanimidad lo que está ocurriendo.

Durante el cuarto estadio, perfeccionas tu atención, que se torna entonces más unidireccional, tranquila y concentrada, otro aspecto importante de la práctica.

Cambiar el énfasis cuando pasas de un estadio a otro te ayuda a permanecer interesado y comprometido con la práctica. La transición de un estadio a otro es un recordatorio de lo que estás haciendo y una oportunidad para volver al presente, el cuerpo y la respiración. Ofrecer a la mente alguna variedad contribuye a superar el aburrimiento y la distracción, al tiempo que favorece la apertura gradual de tu conciencia. La práctica, a fin de cuentas, es una forma de unificar, en una sensación integrada de totalidad y calma, los diferentes aspectos de tu conciencia.

## Explorar la práctica

### Distracción

Aun con sus cuatro estadios, la técnica de mindfulness a la respiración es realmente muy sencilla, porque esos estadios no son más que formas diferentes de dirigir la mente hacia la respiración. Pero la mayoría acaba descubriendo que ser consciente de la respiración sin distraerse no es tan sencillo como parece. Una experiencia muy habitual es la de que la mente y las emociones se interesan rápidamente por otras cosas. Algunos de los pensamientos que entran en la mente son muy fuertes y apremiantes, mientras que otros son vagos y difusos; los hay placenteros y tentadores, mientras que otros son perturbadores e inquietantes. Antes de darnos cuenta de ello, estamos pensando en la cena, ir a comprar, el sexo, la discusión de anoche, el dolor de pie, la tensión en los hombros, el enfado con el jefe (y el correspondiente ensayo de todas las cosas que te gustaría decirle), etcétera. Y, en algún momento, recordarás «¡Oh vaya! ¡Se suponía que tenía que ser consciente de la respiración!». Entonces reúnes de nuevo tu conciencia, pero sin darte cuenta, vuelves de nuevo a perderte.

El capítulo 16 incluye muchos comentarios sobre el modo de trabajar con los distintos obstáculos con que tropieza la meditación, pero quisiera, por el momento, decir algo que sirva de advertencia contra el desaliento.

Es natural que los pensamientos afloren en la mente y que te intereses por ellos. La meditación no acaba con esta cuestión, por lo que te aliento a considerarla como una oportunidad para explorar tu mente, tu corazón, tus tendencias, tus hábitos y tus inclinaciones, y a conocerte mucho más profundamente que llegar a la expeditiva conclusión de que, si los pensamientos te dominan, debes estar haciendo mal las cosas.

Cada vez que vuelves a la respiración es un momento de aprendizaje. Así es como el corazón y la mente aprenden a moverse de un estadio de distracción habitual y reactiva a otro más sensible, creativo y consciente. Este es un punto que conviene dejar muy claro para evitar, de ese modo, los sentimientos de fracaso y desaliento.

Imagina a una mariposa descansando en la corola de una flor que se cimbrea movida por la leve brisa de un día de verano. La mariposa está simplemente posada, abierta y receptiva al peso y movimiento de la flor, pero también muy tranquila y quieta. Tú puedes llegar a sentir que, durante la meditación, tu mente y tu corazón se asemejan a esa mariposa y aprender a posarla de nuevo cuando la veas revolotear.

## Concentración

Concentrarte en las sensaciones ligadas a la respiración es un buen ejercicio de cómo aplicar la atención y el esfuerzo. La mayoría pensamos en la concentración como una tarea o una carga. ¿No es eso, después de todo, lo que tienes que hacer para prepararte de cara a un examen o una tarea que te resulta difícil? Pero ese tipo de concentración suele estar teñida de ansiedad y miedo, mientras que la calidad de la concentración que aprendes durante la práctica de mindfulness a la respiración es amable y delicada. Es directa y concentrada, pero ligera y amable.

## Enlentecer

Mindfulness enlentece las cosas. Habitualmente, la experiencia está saturada de ruido, conversación, actividad, decisiones, etcétera. Hay, en ella, muchas capas de evaluaciones, visiones, opiniones, reacciones y hábitos que, sin haber sido elegidos conscientemente, se superponen a la experiencia y nos impiden reconocerla.

La práctica de mindfulness a la respiración te permite ver con más claridad lo que realmente está ocurriendo y te familiariza con tus reacciones e impulsos habituales. De ese modo, puedes observar con más facilidad la emergencia y desaparición de tus experiencias físicas, mentales y emocionales. Concentrarte en la respiración ancla tu conciencia en el cuerpo y el momento presente.

Imagina que estás sentado en lo alto de una colina observando un inmenso y hermoso valle lleno de pájaros y animales. Desde ahí, ves con interés todo lo que sucede, sin dejarte arrastrar por este o aquel animal. Puedes ver fieras, como leones o tigres, que habitualmente te asustarían, pero como los ves desde lo alto de una colina, no necesitas escapar. Y, si ves una hermosa gacela o un grácil antílope, disfrutas de su elegancia y todo lo observas con relajado interés, mientras permaneces tranquilo y en silencio.

Tus pensamientos y sentimientos son, durante mindfulness a la respiración, como los animales, y tu campo de conciencia abarca todo el ancho valle. El dolor y los pensamientos sobre el dolor pueden ser aterradores, como los leones y los tigres, pero mindfulness te proporciona un mirador desde el que contemplar el dolor sin reaccionar ni verte impulsado por la ansiedad y el miedo, sentimientos de los que debes escapar.

# 15. Una conciencia amable

*Del mismo modo que la madre protege, con su vida,*
*a su hijo, su único hijo,*
*el corazón abierto*
*pueda abrazar a todos los seres vivos*
*y llenar el mundo de bondad.*

Buda[1]

Apoyándonos en el fundamento proporcionado por el escáner corporal y mindfulness a la respiración, podemos avanzar hasta la tercera práctica, que constituye el meollo del enfoque de mindfulness que hemos desarrollado en Respira Vida Breathworks. La práctica de la conciencia bondadosa es una adaptación de una práctica tradicional budista denominada «cultivo de la bondad» (*mettabhavana*), que se ocupa de la bondad y empatía que, a su vez, aportan paz y estabilidad al corazón y la mente.

## La práctica

Cinco son los estadios que componen esta práctica, en los que puedes dirigir la conciencia bondadosa hacia ti mismo, un amigo, alguien a quien no conoces bien, alguien con quien tengas dificultades y todos los seres vivos. Cada uno de esos estadios se caracteriza por varios elementos, como: una actitud y una intención amable, una respiración amable, el reconocimiento de las pautas comunes en tu vida, y una actitud equilibrada hacia el placer y el dolor, elementos que examinaremos al final del capítulo.

## Estadio 1: Responder amablemente a la totalidad de su experiencia

Aunque la práctica tenga que ver con empatizar con los demás, el primer estadio consiste en dirigir la bondad hacia uno mismo y cobrar conciencia de la propia experiencia. Esto puede parecer sorprendente y aun egoísta, pero lo cierto es que solo podremos conectar con los demás si somos antes capaces de conectar conscientemente, de manera abierta y sincera, con nosotros mismos.

### Respiración bondadosa

Empezamos asentándonos en una experiencia amplia del cuerpo, la respiración y el momento presente. Imagina, infundiendo una sensación cordial y bondadosa a la respiración, que su vaivén hacia dentro y fuera del cuerpo lo acuna cuidadosamente. Si puedes conectar con una sensación de bondad, respira con la simple intención de responder bondadosamente.

### Acercarte a lo desagradable

Dirige amablemente tu conciencia, una vez que te hayas asentado, hacia los aspectos desagradables de tu experiencia porque, a fin de cuentas, se trata de una parte inevitable de la vida. Ábrete, si tienes sensaciones de intenso dolor, a ellas de un modo sensible y bondadoso. Independientemente de que el dolor y la inquietud sean mentales o emocionales, busca su eco en el cuerpo (porque si, por ejemplo, estás ansioso, esto puede tener una réplica en forma de tensión en el estómago). Cobrar conciencia de la repercusión psicofísica de tus sentimientos te ayuda a permanecer asentado en el momento presente. (Este es un punto al que volveremos en la sección «Gestionar tus sentimientos y emociones» del capítulo 16. Véanse también las páginas 286-287.)

Aunque puede parecer raro y hasta masoquista, al comienzo de la práctica, dirigir tu atención hacia los aspectos dolorosos o desagradables de la experiencia, hay buenas razones para hacerlo así. Lo primero que solemos hacer de un modo ciertamente inconsciente, cuando nos sentamos a meditar, es tensarnos, en un esfuerzo por tratar de bloquear lo que nos resulta desagradable. Pensamos «Muy bien. Vamos a meditar. Tengo un poco de dolor, pero no voy a sentirlo porque no quiero reconocerlo. No me gusta y yo quiero tener una buena meditación». Pero el intento de excluir el dolor de tu conciencia genera una resistencia que no tarda en provocar un sufrimiento secundario, lo que se manifiesta como tensión física, embotamiento mental, poca disposición a sentarte a meditar, irritación, etcétera.

En lugar de decir: «¡Oh no! ¡Ya está otra vez aquí ese dolor de espalda! ¡Qué mal! ¡No puedo soportarlo!», observo amablemente el dolor: «Muy bien. Ahí está de nuevo el dolor de espalda. Es realmente doloroso. Inspiro y espiro. El dolor es intenso, pero forma parte de mi experiencia. Veamos cómo se siente».

Puedes aflojar la resistencia a los aspectos desagradables de tu experiencia dirigiendo tu respiración hacia las sensaciones dolorosas, inspirando suavemente y espirando con la sensación de que estás aflojando la resistencia. Aproxímate a tu dolor como si estuvieses cuidando a un niño o a una persona querida que se ha hecho daño.

Otra razón para emprender la práctica de abrirte al dolor o al malestar consiste en asegurarte que mantienes abierto el corazón. Si tu reflejo inicial es el de tensarte ante el dolor, descubrirás que, de ese modo, estás endureciendo y cerrando tu corazón a un amplio abanico de experiencias, lo que también incluye el placer, el amor y el potencial, que todos tenemos, de estar completamente despiertos y vivos.

Buscando lo placentero

Después de haber permanecido un rato sentado con las sensaciones y experiencias desagradables, difíciles o dolorosas, concéntrate ahora en algunos aspectos placenteros del momento. Puedes, por ejemplo, cobrar más conciencia del calor en las manos o de algo tan sencillo como el hecho de que no tienes hambre. Puedes advertir la relajación en torno al corazón cuando aceptas y te relajas al momento presente, en lugar de la dureza que acompaña a resistirte a él.

Hay quienes encuentran difícil experimentar las sensaciones sutiles, en cuyo caso conviene buscar sensaciones de energía en el cuerpo o disfrutar del simple proceso de respirar. No necesariamente se trata de buscar una gran experiencia, sino tan solo de descansar tu conciencia, con una actitud amable y curiosa, en cualquier experiencia placentera.

Convertirte en un contenedor más grande

Después de haber explorado los aspectos dolorosos y placenteros de tu experiencia, amplía tu visión hasta que se convierta en un «gran contenedor» capaz de incluir con ecuanimidad todas las facetas del momento, tanto las placenteras como las dolorosas. Y, cuando adviertas que estás conectando con la aversión o el deseo, regresa de

### JEMMA

Cuando practiqué por vez primera la meditación de la conciencia bondadosa, no entendí el objetivo del primer estadio. Me olvidé por completo de la importancia de ser amable conmigo como fundamento imprescindible para ser amable con los demás. Supongo que es porque no quería aceptar mi dolor de espalda y no quería admitir que necesitaba ayuda, de modo que tendía a pensar que todo el mundo estaba peor que yo. Fue una gran liberación dejar de obligarme a ser consciente y ser más amable conmigo misma. Yo, como todo el mundo, tengo sentimientos y emociones, lo que me ha proporcionado una sensación de conexión con los demás.

nuevo a tu centro emocional y conecta con el flujo de tu experiencia. Dentro de esta conciencia amplia e integrada puedes investigar la naturaleza de la experiencia. Vivir *a favor* de los cambios continuos de la vida, en lugar de luchar *contra* ellos, genera fortaleza y estabilidad. Y mantén, durante la práctica, una respiración suave, cuidadosa y sosegada a toda tu experiencia.

Puede resultar difícil contemplar directamente las experiencias desagradables o imposible encontrar algo placentero. Los lectores interesados en los problemas que pueden aparecer durante este estadio de la práctica pueden echar un vistazo a los comentarios sobre el proceso de los cinco pasos que hemos presentado en el capítulo 5.

Estadio 2: Un buen amigo

Dirige la atención, durante el segundo estadio de la práctica, hacia un amigo. Es mejor elegir, mientras aprendes la práctica, a alguien por quien no te sientas sexualmente atraído, que sea aproximadamente de tu misma edad y que esté vivo. Esto evita entrar en los sentimientos más complicados que acompañan al deseo sexual, la dinámica padre-hijo o el duelo.

Evoca a esa persona del modo que la sientas más viva y comprometida. Puede ser una imagen mental o una sensación. Hay veces en que un recuerdo puede ayudar a evocar a un amigo, pero procura no dejarte arrastrar por él («Estaba muy a gusto con Katie en la playa. Tomábamos un helado y nos encontramos con ese muchacho tan agradable. ¿Cómo se llamaba?...») porque, antes de darte cuenta, ya te habrás perdido en alguna historia. Regresa amablemente, cuando descubras que te has distraído, a la respiración y a la simple sensación de tu amigo.

Una vez que hayas evocado una sensación de tu amigo, siéntate con tu experiencia y cobra conciencia de lo que compartes con él. En el primer estadio, reflexionábamos sobre el placer y el dolor de tu experiencia y ahora reflexionamos sobre que, en cada momento de su vida, tu amigo también siente dolor, se resiste a la experiencia y siente placer y trata de aferrarse a él. Por más diferentes que sean las historias de nuestras vidas, la experiencia humana básica es muy parecida. Tus amigos, al igual que tú, experimentan alegría y tristeza, esperanza y miedo, triunfos y decepciones. Ellos experimentan el mismo abanico de emociones que tú y, al igual que tú, quieren amar y ser amados.

También puedes reflexionar sobre el hecho de que tu amigo, como tú, inspira y espira y que cada respiración es única y proporciona vida a su cuerpo como tu respiración está en el núcleo de tu vida. Llena de bondad tu respiración: sé consciente, durante la inspiración, de tu amigo y de su humanidad, y espira bondad y buenos deseos hacia él durante la espiración. Desea, para tu amigo, lo mismo que deseas para ti.

## Estadio 3: Una persona neutra

Evoca mentalmente, durante el tercer estadio, a alguien que no te despierte ningún sentimiento de gusto ni disgusto, quizás porque no lo conozcas bien. Esta persona representa la inmensa masa de la humanidad sobre la que no sueles pensar gran cosa. Puedes incluso relacionarte con ellos como si no fueses seres humanos, sino objetos. Elige a alguien que conozcas de vista, como un comerciante, o a alguien de tu vida con quien no mantengas ninguna conexión emocional, como un compañero de oficina, por ejemplo.

Lleva a esta persona a tu mente como hiciste en el estadio anterior, luego reflexiona sobre vuestra humanidad común, es decir, sobre los placeres, dolores, esperanzas y miedos que compartes con ella. Ten también en cuenta que esa persona, como tú, está respirando. Llena tu respiración de bondad e interés y luego cobra conciencia, durante la inspiración, de esa persona y de su humanidad y dirige, durante la espiración, bondad y buenos deseos hacia ella.

## Estadio 4: Una persona con la que tengas problemas

Evoca mentalmente, durante el cuarto estadio, a alguien que no te caiga bien o con quien tengas algún problema. Cuando aprendes la técnica, probablemente resulte más adecuado elegir a alguien que no sea un archienemigo, sino a alguien con quien tengas problemas leves. De lo contrario, puedes verte desbordado por sentimientos de ira o disgusto que obstaculicen tu meditación.

Conecta, utilizando tu imaginación, con la humanidad de esa persona. Eso significa pasar de mirar lo que os separa a concentrarte en lo que os une. Reflexiona sobre que, sean cuales sean los problemas que se interpongan entre vosotros, esa persona también experimenta el mismo abanico de emociones y anhela, como tú, amar y ser amado. Aunque pueda resultar difícil, compartís las mismas tendencias a evitar lo que os desagrada y a aferraros a lo placentero y la conducta que de ello se deriva, por lo que, en el fondo, no sois tan diferentes.

En lugar de que tu respuesta se vea dominada por el disgusto, puedes empezar a contemplar entonces a esa persona desde una nueva perspectiva más amplia, amable y empática y verla bajo una nueva luz. También puedes, durante este estadio, llenar de bondad tu respiración. Tórnate así consciente, durante la inspiración, de esta persona y dirige hacia ella, durante la espiración, tu bondad y tus mejores deseos.

Cuando elijas a la persona sobre la que reflexionar durante los estadios segundo, tercero y cuarto de la práctica, es bueno decidir rápidamente, en lugar de preocuparse por si has elegido o no la persona adecuada. Quizás descubras que las personas transitan por los estadios y que alguien que, un buen día, cae dentro de la categoría «buen amigo» puede pasar a ocupar, al día siguiente, la categoría de «persona difícil». Esto es normal, porque todo el mundo experimenta altibajos en sus relaciones. También puede ocurrir que la misma persona permanezca en un estadio durante días, semanas o hasta meses y que esa pueda ser una buena forma de cultivar la práctica.

Es importante recordar que esta práctica no pretende cambiar a nadie. Aunque descubras que tus relaciones cambian con el tiempo, esto será porque, como fruto del ejercicio de la conciencia bondadosa, te relacionas con las personas de manera diferente, quizás de una forma menos crítica y más amable. No está en tu mano que la otra persona cambie, solo puedes asumir la responsabilidad de sus propias respuestas y conductas.

## Estadio 5: Extender la bondad universalmente

Evoca mentalmente, durante este último estadio, a las cuatro personas sobre las que ya has pensado: tú mismo, un amigo, una persona neutra, y una persona con la que tengas problemas. Imagina que estás sentado con ellos en círculo, o ten simplemente la sensación de las cuatro personas y sé consciente de los elementos que os unen.

Expande ahora tu conciencia más todavía hasta llegar a abarcar un círculo de personas cada vez más amplio. Puedes pensar que, independientemente de dónde viva, de su edad, de su color o de su riqueza, todo ser humano experimenta la misma combinación de dolor y placer que tú. Deja que la conciencia bondadosa impregne tu respiración y expande el círculo de personas incluidas. Puedes sentir a todo el mundo respirando, subiendo y bajando como las olas del océano. A medida que se ablandan los bordes duros de la separación, suéltate en una sensación de conexión con la vida y descansa tranquilamente en la respiración bondadosa.

Dirige gradualmente la práctica a las sensaciones corporales y los sonidos que te rodeen. Abre poco a poco, cuando estés dispuesto, los ojos, mueve lentamente tu cuerpo y enfréntate luego a tus actividades cotidianas.

## Elementos de la práctica

Veamos ahora con más detenimiento las actitudes presentes en todos los estadios de la práctica de la conciencia bondadosa.

### 1. Una actitud de bondad y conexión

Un término que evoca perfectamente la actitud hacia tu experiencia que alentamos en la conciencia bondadosa es «tierno». El diccionario define «tierno» como «frágil, vulnerable, sensible, amable, compasivo o empático; conmovedor, tener o expresar cordialidad y sentimientos afectuosos; amable y delicado, que debe ser cuidadosamente gestionado».[2] Yo sugiero amoroso y cuidadoso, y conocedor también de la adecuada dosis de cuidado.

La práctica te enseñará poco a poco a distinguir lo que podríamos denominar *conciencia automática*, que es fría y desapegada, de la *conciencia emocionalmente comprometida*, cultivada durante esta práctica, que es cálida, sincera y amable.

## 2. Intención

¿Qué sucede si, cuando llevas a cabo esta práctica, no te sientes amable? Tratar de conjurar una emoción parece artificial, pero la práctica tiene que ver realmente con el modo en que te acercas y comprometes contigo mismo y con los demás. La clave consiste en tener la *intención* de establecer una conexión positiva con los demás; y el hecho de inspirar y espirar sencillamente con una intención bondadosa puede resultar muy poderoso.

Pocas cosas hay que ver cuando un jardinero acaba de plantar semillas, pero, con el paso del tiempo, esas semillas acaban brotando y floreciendo. La intención de responder bondadosamente a los demás da también sus frutos cuando llega el momento, con independencia de lo que sientas al realizar la práctica.

## 3. Respira amablemente

Como sucede con el escáner corporal y mindfulness a la respiración, la conciencia de la respiración constituye el fundamento de la práctica de la conciencia bondadosa. Durante esta práctica conectas la conciencia de la respiración con una actitud emocional amable y bondadosa, sobre todo cuando eres consciente del dolor. Si infundes una conciencia bondadosa y tierna en tu respiración, esa respiración te ayudará a aflojar cualquier resistencia. Esto significa, en el primer estadio de la práctica, *respirar consciente* de tu experiencia y *respirar luego bondadosamente hacia tu experiencia*, dejando que impregne todo tu cuerpo. Durante el segundo estadio, inspiras siendo consciente de tu amigo y, durante la espiración, espiras bondad hacia él, y en los demás estadios haces también lo mismo.

## 4. Una actitud equilibrada hacia el placer y el dolor

Aprender a ser consciente de las dimensiones agradables y desagradables de tu experiencia es esencial para separar tu experiencia inmediata de tus reacciones a ella. Esto abre un espacio para una respuesta más creativa; y en lugar de verte desbordado por tus respuestas al dolor y el placer, experimentarás una mayor ecuanimidad y estabilidad. Del mismo modo que los pescadores cargan de balasto (material pesado como rocas o arena) la quilla de sus botes para impedir que vuelquen, el balasto emocional te ayuda a corregir el equilibrio y descansar en un campo más amplio y estable de conciencia. Te sientes como un transatlántico surcando el mar en línea recta, en lugar del trazo oscilante seguido por un bote que se halla a merced de las olas. Eso también contribuye a estabilizar tu experiencia y te permite sentir que tu energía emocional y física se asienta en la parte baja de tu cuerpo, en lugar de identificarte con los pensamientos y emociones que revolotean en torno a tu cabeza.

La práctica regular de la meditación de la conciencia bondadosa te ayuda a infundir, en tus hábitos cotidianos, esta forma de relacionarte con tu experiencia. Gradualmente aprendes a encontrar el «punto de inflexión» cuando una experiencia desagradable simple se endurece hasta la resistencia y la evitación o una sensación pla-

centera se ve aplastada por el urgente deseo de apresarlo. Como dice
Jon Kabat-Zinn: «No tienes que entrar a todos los trapos».[3] Son muchas las oportunidades que se presentarán para sentirte irritado, ¡la
vida es así! Pero si permaneces despierto y atento a cada instante y
ves más profundamente en tu experiencia, podrás advertir el impulso a «ponerte nervioso», el punto de inflexión y, reconectando entonces con tu balasto, recuperar la estabilidad.

### Diarios de acontecimientos agradables y desagradables

Muchas personas encuentran útil llevar, durante la semana previa a
las prácticas de conciencia bondadosa, un diario en el que anotar los
acontecimientos agradables y desagradables. El lector interesado encontrará, en el Apéndice 2, plantillas que pueden resultarle, para ello,
muy útiles. Anota, cada día, un evento que te parezca agradable o desagradable y las respuestas físicas, mentales y emocionales que desencadena. Es probable que adviertas lo distintas y matizadas que son
realmente tus experiencias cotidianas, por más que tiendas a pensar
que se hallan dominadas por el dolor. Este diario también pone de
relieve los sencillos placeres a los que habitualmente prestas poca
atención y te permite advertir cuán rápido el sufrimiento secundario
sigue al dolor o la dificultad.

### 5. Ver las pautas compartidas de nuestras vidas

La conciencia bondadosa no solo te ayuda a darte cuenta de tu tendencia a resistirte al dolor y aferrarte al placer, sino que también te
permite advertirla en los demás. Así es, de hecho, la condición humana. Durante la práctica de la conciencia bondadosa, reflexionas
sobre el modo en que tus reacciones te hacen sufrir, lo que te permite empatizar con el dolor que otros sienten cuando se ven atravesados

por las flechas del sufrimiento secundario. En lugar de reaccionar a la conducta ajena, este tipo de reflexiones te ayudan a entenderlos, lo que aporta empatía y tolerancia. En tal caso, pasas del aislamiento, cuando estás concentrado en lo diferente que eres de los demás –una tendencia especialmente fuerte en las personas que se hallan sumidas en el dolor–, a darte cuenta de las pautas que te unen a ellos. Y es que, aunque los detalles de nuestra vida sean únicos, la experiencia humana básica es muy semejante.

# 16. La gestión de los pensamientos y de las emociones

Ahora que conoces los principios básicos de la meditación y la estructura de la práctica, ha llegado el momento de echar un vistazo al modo de trabajar con tu experiencia en cada sesión meditativa, concretamente al modo de gestionar tus pensamientos y tus emociones.

## Gestionar los pensamientos

Por lo general, se cree que meditar significa no pensar o incluso vaciar la mente. Dejemos claro este punto desde el mismo comienzo. Pensar es muy normal; eso es, de hecho, lo que la mente hace. Por eso, exceptuando estados muy sutiles, los pensamientos siempre se hallarán presentes durante tu meditación. La cuestión no es «¿Cómo puedo desembarazarme de los pensamientos?», sino «¿Cómo puedo trabajar eficazmente con los pensamientos y cambiar mi relación con ellos?». No se trata de que, durante mindfulness, alejes tus pensamientos o te separes de ellos. El objetivo, muy al contrario, consiste en ser consciente de lo que está ocurriendo, sin reaccionar, instante tras instante, incluidos tus pensamientos.

Quizás descubras, mientras meditas, los distintos procesos de pensamiento que ocupan tu mente, dominándola con una gran intensidad. Puede parecerte incluso que estás pensando mucho más que antes.

Pero eso es improbable y lo que, en tal caso, debe estar ocurriendo, es que estás tornándote más consciente de algo que también ocurría antes, aunque fuera del alcance del radar de tu conciencia. El constante rumor de los pensamientos es como el ruido de fondo de una lavadora que nos pasa inadvertido hasta el momento en que empieza el ciclo de centrifugado. Cuando meditas, los pensamientos que adviertes discurren por debajo del umbral de tu conciencia, influyendo en tus acciones y emociones. Puedes sentir tensión en tu cuerpo desencadenada por pensamientos ansiosos que no has registrado claramente, o sentirte deprimido sin saber por qué ni cómo cambiar las cosas, pero no te has dado cuenta de los pensamientos airados que, sobre el dolor o la enfermedad, revolotean por tu mente. Estos son ejemplos de «estar en piloto automático», que es el modo en que la mayoría pasamos gran parte del tiempo. Solo cuando te tornas consciente de tus pensamientos puedes asumir la responsabilidad del modo en que

## TOM

A menudo tengo migrañas que van seguidas por dos días en los que me siento completamente extenuado. Una de las mejores formas de enfrentarme a ellos consiste en prestar una atención plena a mis pensamientos. Puedo sentirme desbordado por pensamientos como «¡Vaya! ¡Otra cosa que debo tener en cuenta! ¿Acabarán algún día mis problemas físicos?» Pero, si dejo que estos pensamientos vayan y vengan y recuerdo que NO son hechos, sino pensamientos que YO CREO que son ciertos, mi pensamiento se ve transformado. Cuando veo que no son útiles, dejo de creer en ellos. Trato a las migrañas con amabilidad sabiendo que, como todas las cosas, después de aparecer... acaban desapareciendo, momento en el cual emerge una extraordinaria sensación de paz.

respondes a ellos; y uno de los principales propósitos de la meditación consiste en cobrar plena conciencia de los pensamientos y descubrir formas nuevas y creativas de relacionarte con ellos.

## Mirar los pensamientos, en lugar de mirar desde ellos

Cuando tienes un pensamiento, sueles creerte lo que dice y contemplar el mundo *desde* ese punto de vista. Mindfulness a los pensamientos, sin embargo, significa mirar los pensamientos en lugar de mirar *desde* ellos. Imagina por ejemplo que, cuando estás haciendo el escáner corporal, piensas «Yo no puedo hacer esto. Tendré que renunciar». Es fácil creer lo que ese pensamiento está diciéndote, pero cuando te das cuenta de que no se trata de la verdad objetiva, sino de un mero pensamiento, pierde su garra. Entonces puedes dejar a un lado el pensamiento y seguir con el escáner corporal. Es importante recordar que «¡Por más que afirmen serlo, los pensamientos no son hechos!».[1] Esto no significa que todo lo que pienses sea falso, sino tan solo que no todo lo que piensas es cierto y que algunas cosas son falsas e inútiles. Mindfulness te ayuda a darte cuenta de tus pensamientos sin «comprarlos» y creértelos a pies juntillas.[2]

## Pensamientos emocionalmente cargados

Tu capacidad de darte cuenta de los pensamientos sin creer en ellos depende parcialmente de la naturaleza del pensamiento. Algunos pensamientos son muy triviales y no llevan asociada ninguna «carga» emocional fuerte.[3] Es fácil, si estás meditando y aflora el pensamiento «¿Qué comeré hoy?», tomar nota de él y dejarlo estar. Otros pensamientos son más urgentes, aunque igual de triviales, como «No debo olvidarme de mandar hoy una nota de felicitación a Bill», que rápidamente se convierte en «Tengo que escribir ahora mismo una nota de felicitación a Bill». Quizás sea difícil resistirse al impulso de levantarse a escribir la carta en ese mismo momento, aunque lo cierto es que nada impide que la escribas luego. Si adviertes el pensamiento *como tal*, puedes decidir responder en lugar de encontrarte a ti mismo escribiendo la carta ¡sin haber decidido conscientemente dejar de meditar! Si te ves acosado por pensamientos del tipo «Debo recordar...», deja papel y lápiz a tu lado mientras meditas, para poder tomar nota de ellos. Luego puedes dejar que el pensamiento pase y retomar de nuevo la meditación.

Algunos pensamientos tienen una carga emocional tan fuerte que es difícil verlos como meros pensamientos. El pensamiento «¿No será cáncer ese bulto que tengo en el cuello?» probablemente desencadene preocupación y ansiedad que dificulten seguir meditando. Pero todavía puedes tomar nota del pensamiento y la emoción asociada y ser consciente del modo en que los conviertes en un drama. «Apuesto que es cáncer. Mi tía tuvo un bulto en el cuello y era cáncer. No podré afrontarlo. ¿Qué pasará con los niños si muero?» En este ejemplo, una simple observación –un bulto que podría ser maligno– aboca a la especulación de que «estoy a punto de morir».

## Catastrofización

Otro término para referirnos a esta tendencia, tan común en quienes nos hallamos sumidos en la enfermedad y el dolor, es «catastrofizar». Es fácil identificarse excesivamente con un elemento de la experiencia y acabar perdiendo toda perspectiva. Uno de mis maestros de meditación me dijo que cuando era niño, cuando se caía y ensuciaba los pantalones, acudía llorando a su madre y le decía: «¡Soy un marrano!», algo a lo que llamaba «síndrome del auténtico marrano» porque, aunque solo se hubiese manchado un poco, así era como se veía. Hay también, del mismo modo, quienes se identifican fácilmente con una parte dolorosa de su experiencia y, aunque solo les duele una pequeña parte, acaban creyendo que el dolor lo llena todo.

También nosotros podemos catastrofizar nuevos dolores. En un reciente curso de Respira Vida Breathworks, Silvya habló de un dolor de estómago que últimamente estaba afectándola. Se preocupaba tanto que al final nos dijo: «¡Creo que, al finalizar el día, estaré muerta y enterrada y asistiendo a mi propio funeral!». Su pensamiento había entrado en un proceso de catastrofización y se identificaba tanto con él como si de un hecho se tratara, y pasaba horas absorta en una fantasía autodestructiva

Este tipo de pensamientos son apremiantes y, si te empeñas en eliminarlos, probablemente te tenses y fatigues todavía más. Mindfulness significa aprender a reconocer esos pensamientos como lo que son, meros pensamientos y no la realidad, y volver a tu experiencia sentida inmediata del presente y del cuerpo, recordando que cada momento es multifacético y, además de dolor, incluye muchas otras cosas. Esto te capacita para interrumpir las historias que te cuentas a ti mismo y desarrollar una mayor fortaleza emocional.

## El problema de creernos los pensamientos

Creerte los pensamientos es relativamente inofensivo. Dejar de meditar y escribir una carta de felicitación a Bill, por ejemplo, no supondría un gran problema, pero creerte otros pensamientos puede llevarte a sufrir innecesariamente. Puedes pensar, por ejemplo, «Tengo muchas cosas que hacer en el trabajo. Jamás terminaré», una idea que, por más falsa que sea, puede llegar, si te la crees, a resultar muy estresante. O puedes tener que hacer algo difícil y pensar «Esto es demasiado difícil. Jamás lo conseguiré». Esto también puede aplicarse al hecho de meditar: «Yo no puedo meditar. No soy bueno para eso», una idea que puede ser falsa, pero que, si te la crees, puedes dejar de meditar y dar lugar a otro pensamiento: «No sé hacer nada», lo que es definitivamente falso y que, a su vez, puede dar paso a un nuevo pensamiento que diga: «No sirvo para nada» y, antes de darte cuenta siquiera, acabes sumido en una profunda depresión.

Conviene que, quienes tenemos que vérnoslas a diario con el dolor y la enfermedad, no añadamos más leña al fuego y veamos los pensamientos como lo que son. Si nuestros pensamientos están creciendo y descontrolándose, podemos acabar sintiéndonos completamente miserables. La buena noticia es que, si cobras conciencia, puedes mantener la perspectiva y conservar el equilibrio. Veamos ahora algunas formas sutiles de ver los pensamientos.

## Etiquetar los pensamientos

Otra forma de tomar cierta distancia de los pensamientos consiste en etiquetarlos. Fíjate en el tipo de pensamiento que expresan como, por ejemplo, «planificación», «preocupación», «ensayo», «juicio», «fantasía», «crítica», «recuerdo», etcétera. Esta es una forma poderosa de desactivar la carga emocional del pensamiento y mantener la perspectiva mirando los pensamientos, en lugar de mirar *desde* ellos.

Supongamos que, mientras estás llevando a cabo mindfulness a la respiración, te das cuenta de que estás pensando: «Apuesto a que mañana suspenderé el examen de conducir. No recuerdo cuál es la norma general de preferencia en los cruces. ¿Quién diablos tenía preferencia? ¡Oh, Dios mío! ¡No puedo recordar nada! ¡Será un desastre!». Entonces adviertes el proceso del pensamiento y lo etiquetas como «preocupación», «catastrofización» y luego regresas al cuerpo, la respiración y el momento presente.

O imagina que estás haciendo el escáner corporal y la sensación de relajación desencadena el siguiente proceso de pensamiento: «Debería concertar una cita con el osteópata. La última fue sorprendente. Peter realmente me soltó el cuello. Su consulta es muy hermosa, tranquila y relajada. No estaría mal tomarme además un café en el bar de la esquina». La práctica consiste en reconocer ese pensamiento, etiquetarlo como «recuerdo» y «fantasía» y volver luego al escáner corporal.

Cuando empecé a utilizar este método identifiqué el hábito de ensayar anticipadamente los acontecimientos. Me di cuenta de que, desde que era niña, pasaba horas planificando anticipadamente lo que debía hacer, sobre todo cuando me ponía ansiosa aunque, cuando llegaba el momento, rara vez decía algo. Y también me di cuenta de que podía detener ese proceso etiquetándolo como «ensayo».

Es importante advertir levemente y sin juicio estas categorías de pensamiento, mientras permaneces emocionalmente comprometido con tu propia experiencia. La mente se dedica a hacer lo que hace y puedes incluso aplicarle algo de humor. ¡Mi mente, a menudo, me parece muy divertida!

## Ubicar pensamientos en el cuerpo

Otro método útil para evitar verse arrastrado por las «historias» creadas por la mente consiste en identificar el lugar del cuerpo en el que se ubica este pensamiento. Quizás creas que los pensamientos se almacenan en la cabeza, pero si les prestas la debida atención, probablemente adviertas una relación entre pensamientos y sensaciones físicas. Si tienes el pensamiento ansioso de que «Tengo que terminar este trabajo antes de que se cumpla el plazo de entrega» y prestas atención a lo que está sucediendo físicamente, es probable que adviertas alguna tensión asociada a él, quizá una tensión en el estómago, tragar saliva o apretar la mandíbula.

## IMÁGENES PARA MIRAR *A* LOS PENSAMIENTOS EN LUGAR DE MIRAR *DESDE* ELLOS

### El tren de pensamientos

Imagínate que estás de pie en un puente viendo un tren de mercancías que avanza lentamente por la vía ante ti con los vagones abiertos. Imagina que cada uno de esos vagones es un pensamiento y que tu tarea (ahora que estás mirando los pensamientos) consiste en verlos pasar. De vez en cuando, sin embargo, tu conciencia se pierde, saltas del puente y te metes en uno de esos vagones, que te arrastra consigo (ahora estás mirando desde un pensamiento).[4]

### Un teatro

Estás sentado en una butaca de un teatro. Los actores entran, uno tras otro, por la derecha del escenario, lo atraviesan y salen por la izquierda. Imagina que estos actores son pensamientos y que tú dejas que pasen de un lado a otro del escenario.[5]

### El cielo y las nubes

El cielo es tu mente y las nubes son pensamientos que vienen y van. Hay nubes blancas y pequeñas y otras grandes y oscuras y las hay que llegan a cubrir todo el cielo. Pero nunca debes olvidar que, por más que no puedas verlo, detrás de las nubes siempre está el cielo azul.

### Hojas en un arroyo

Imagínate sentado en una piedra en medio de un arroyo contemplando el paso del agua. Es otoño y las hojas caen de las ramas que cuelgan sobre la corriente. Imagina que las hojas son tus pensamientos. Observa el discurrir de las hojas, dejándolas estar y sin interferir en su camino corriente abajo.

El modo en que los pensamientos se expresan físicamente varía entre individuos, pero siempre existe una fuerte relación entre la mente y el cuerpo. A veces puedes sentirte como si no tuvieras ninguna perspectiva sobre el proceso del pensamiento. Pero, si puedes ubicar su expresión en el cuerpo y llevar la conciencia a esas sensaciones, es probable que te sientas arraigado en el cuerpo y el momento y experimentes automáticamente cierta distancia del pensamiento. Si relajas la parte del cuerpo afectada, descubrirás que el pensamiento también se relaja un poco. Esta respuesta socava el poder del pensamiento ya que, cuando relajas el cuerpo, la mente también se relaja y esta, a su vez, relaja el cuerpo.

## ¿Qué pasa con los pensamientos creativos?

Hay veces en que, cuando tu mente se aquieta durante la meditación, afloran comprensiones útiles y creativas. Cuando la mente se aclara, puedes descubrir la respuesta a un problema que había estado preocupándote, o experimentar un fogonazo de comprensión que te permite entender una cuestión vitalmente importante. A veces he tenido pensamientos que me proporcionan una perspectiva sobre mi capacidad y el modo en que mi situación afecta a amigos y familiares y que han despertado sentimientos de amor y empatía.

Este tipo de pensamientos son muy positivos, pero, dentro de la meditación, la práctica consiste en dejar que los pensamientos vayan y vengan sin dejarse arrastrar por ellos. Cada una de las prácticas de meditación que presentamos en este libro tiene un objeto definido, como el cuerpo, la respiración o la persona hacia la que diriges la conciencia bondadosa. Sean cuales fueren los pensamientos que emerjan, los beneficios de la práctica se presentarán si te atienes a la estructura de la meditación. Puedes pensar en tu vida otra vez, pero no es fácil hacer un escáner corporal o mindfulness a la respiración más que cuando estás meditando. Cada vez que cobras conciencia de un pensamiento, tomas mentalmente nota de él y vuelves a la respiración, el cuerpo y el momento. Yo recomiendo dedicar a diario un tiempo fuera de la meditación para reflexionar tranquilamente sobre tu vida y volver a cualquier pensamiento creativo que adviertas mientras meditas. También puedes llevar un diario o hablar con un amigo sobre cómo los frutos de la meditación afectan a toda tu vida.

## Emociones. Trabajar con fuertes estados emocionales

Los pensamientos y las emociones están estrechamente relacionados. Todos los ejemplos de pensamientos perturbadores de los que hemos hablado en este capítulo tienen un componente emocional. El pensamiento «¿Qué comeré hoy?» se ve atravesado por el anhelo y el deseo. «No debo olvidar enviar una carta de felicitación a Bill» tiene un tinte de ansiedad y de preocupación por el hecho de que a Bill no le gustaría que olvidases su cumpleaños. Y «¿Qué pasará si el bulto de mi cuello es cáncer?» sale directamente del miedo.

Si, en lugar de perderte en lo que piensas al respecto (es decir, en el «contenido» del pensamiento), cobras conciencia de los pensamientos como parte distinta de tu experiencia, tus emociones se tornan más manejables. También puedes trabajar directamente con estados emocionales, lo que afectará a tus pensamientos, porque emociones y pensamientos se influyen mutuamente. Muchas emociones pueden influir en tu meditación y sorprenderte por la cantidad de emociones que, aun durante un breve periodo, llegas a experimentar. Esta es una parte muy normal del proceso de estar vivo.

## IMÁGENES DE PERTURBACIONES EMOCIONALES

La mente tranquila y asentada es como un estanque tranquilo de agua clara que las emociones perturbadoras interrumpen de varios modos diferentes:

✧ La ira, el odio y la rabia son como el agua hirviendo

✧ El deseo y el anhelo son como el agua teñida de colores seductores

✧ La ansiedad, la inquietud y la preocupación son como el agua agitada por el viento

✧ La pereza, la depresión y el desaliento son como el agua estancada y llena de malas hierbas

✧ La duda y la desconfianza son como el agua estancada y sucia

Estas imágenes me parecen útiles para meditar. Identificar el tipo de estado emocional que estamos experimentando y el modo en que está perturbando el agua clara de la mente proporciona perspectiva. Entonces puedo contemplar la emoción en lugar de identificarme con ella, dejar que el agua turbulenta se asiente y retorne gradualmente la tranquilidad y la claridad.[6]

Pero mindfulness no tiene que ver con desembarazarte de las emociones difíciles, ni con generar superficialmente otras positivas, sino con tornarte más consciente de tu experiencia de cada momento, incluidas tus emociones. Las emociones, como los pensamientos, son experiencias transitorias que aparecen y desaparecen y no debes considerarlas, en consecuencia, como si de la realidad se tratara.

Pero si les prestas una atención plena, los estados emocionales difíciles tenderán a aflojarse. Esta relación más suelta con tus emociones abre una puerta para la emergencia y desarrollo naturales de sentimientos más tranquilos, serenos y positivos. Esta es de nuevo la dimensión mágica y alquímica de la conciencia.

## El camino medio entre la sobreidentificación y la represión

Ser consciente de las emociones significa encontrar el camino medio entre la identificación excesiva con su contenido y el alejamiento o represión. Si descubres que estás identificado con una emoción como el miedo, por ejemplo, puedes ampliar tu campo de conciencia hasta llegar a incluir el cuerpo y la respiración, y, si estás separado de una emoción, bloqueado y seco, puedes aproximarte a ella. Y esto es algo que puedes hacer explorando las sensaciones corporales que acompañan a la emoción (viendo, por ejemplo, en qué lugar se manifiesta físicamente el miedo) o descansando suave y tiernamente la conciencia en la región del corazón. Es fascinante trabajar de este modo con los estados emocionales, aprendiendo cuándo debes dar un paso atrás y cuándo es necesario, por el contrario, dar un paso hacia adelante.

## La meditación como familiarización

Es fácil desalentarse si, mientras meditas, experimentas una emoción perturbadora. ¡Sigue adelante! Esto es lo que significa llegar a conocer el corazón y la mente. Es útil ver la meditación como algo que, a largo plazo, te cambiará, en lugar de juzgarlo como una simple secuencia de altibajos. El término tibetano para referirse a la meditación significa «familiarización»,[7] lo que sugiere que la meditación consiste en familiarizarte con las tendencias de tu corazón y de tu mente y hacerte más consciente de lo que te hace funcionar. Todo lo que experimentas es una oportunidad para el aprendizaje. Si las cosas son difíciles y estás atrapado en un estado emocional, ¡al menos puedes evitar quedarte atrapado en un estado sobre *estar* en un estado! El lecho de la meditación es la conciencia corporal del momento presente y la respiración, una presencia asentada y tranquilizadora a la que siempre puedes regresar.

Una sesión de meditación puede consistir en verte arrastrado por el miedo, darte cuenta de ello, volver al cuerpo, respirar tranquilamente, volver a sentir miedo, advertir eso, regresar de nuevo al cuerpo, etcétera. Quizás ahora no te lo parezca, pero este tipo de meditación puede ser muy provechoso. Ser consciente de la experiencia es mucho más sano que bloquear el miedo o caer en la cavilación y la ansiedad. Aprender a «permanecer sentado» con las emociones fuertes es un entrenamiento muy valioso que enriquece todas las dimensiones de nuestra vida.

Durante un retiro al que asistí hace varios años me vi asaltada por el miedo y la confusión. En cada sesión de meditación me veía sometida a pensamientos descontrolados y fuertes emociones. Sudaba nerviosamente, tenía diarrea, perdí peso y experimenté palpitaciones. El insomnio me impedía dormir y me sentía enfadada y humillada por lo que estaba ocurriendo. Y, cuando empecé a tener miedo al miedo, entré en una espiral creciente que se me escapaba de las manos. Me sirvió de gran ayuda el comentario de un amigo que me dijo que probablemente tenía miedo a lo desconocido, porque estaba adentrándome en un territorio desconocido con cuyo paisaje no estaba familiarizada. Nunca más he vuelto a sentirme así, porque la próxima vez conté ya con un conocimiento que me guiaba.

Mi amigo estaba en lo cierto. El miedo y la inseguridad se habían presentado en ocasiones como experiencia «primaria» pero, gracias a que la práctica de la meditación me familiarizó con el paisaje mental y emocional, pude permanecer con esos sentimientos sin entrar en pánico ni caer en las complejas reacciones generadas por el sufrimiento «secundario». Y todo ello me proporcionó confianza y estabilidad, que son los principales beneficios de la meditación. La práctica estable te enseña a llevarte mejor con tus experiencias mentales y emocionales, independientemente de lo intensas que sean, y, descansando de nuevo en el flujo de la vida, a disfrutar de la aparición y desaparición de tu experiencia.

También pueden aflorar, durante la meditación, emociones positivas, como la alegría y el amor. Si dejas que esas emociones sean, sin pretender aferrarte a ellas, descubrirás cómo se desarrollan naturalmente. Este es uno de los aspectos más hermosos de la meditación.

**Parte VI**

# Mindfulness en todo momento

# 17. Mindfulness en la vida cotidiana

Nos ocuparemos, en este capítulo, de ver formas de aplicar mindfulness a todos los aspectos de la vida cotidiana. La meditación y la atención plena son elementos básicos de la práctica de mindfulness, pero la clave para vivir bien con el dolor y la enfermedad consiste en aprender a mantener esa conciencia en las actividades cotidianas. Y esto no resulta sencillo porque, si quieres aplicar mindfulness fuera de las estructuras de las prácticas formales presentadas en los capítulos anteriores, deberás contemplar con mucho más detenimiento tus hábitos más profundos.

## Adaptar tus aspiraciones a tu realidad

Uno de los principales retos consiste en adaptar tus aspiraciones (es decir, tus expectativas de logro) a una valoración exacta de tus circunstancias. Ha llegado el momento de orientar poco a poco tu vida en una dirección que, para ti, tenga sentido y sea simultáneamente realista y sanadora.

Cuando tuve que enfrentarme, por primera vez, al dolor y la incapacidad, me comportaba de un modo que no hacía sino empeorar las cosas. Como estaba frustrada, me empeñaba en cambiar de lugar los muebles, ir de compras, hacer escalada y pasar horas y más horas sentada ante el ordenador. Día tras día acababa frustrada y me acostaba desesperada esperando llegar a «un punto en el que todas esas cosas dejaran de dañarme». Pero, como mis aspiraciones y valores personales no habían aceptado todavía la necesidad de aprender a vivir con el dolor, seguía aferrándome al sueño imposible de ser una persona activa. Así describe Kerry, una joven con una grave enfermedad crónica, una experiencia parecida (véase recuadro).

## KERRY

Después de aprobar los exámenes de la universidad y graduarme me empeñé, pese a mis problemas de salud, en seguir con mi vida anterior, pero no parecía encontrar el equilibrio entre la búsqueda de mi yo y el logro de mis objetivos. Visto con perspectiva, esa situación parecía implicar el sacrificio de muchas de mis aspiraciones, que parecían entrar en conflicto con mi enfermedad. Me sentía bien cuando lograba algo, pero culpable cuando lo lograba a costa de un dolor mayor. Me sentía mejor conmigo cuando escuchaba mi cuerpo y reducía mi dolor al mínimo, pero entonces sentía que la vida estaba escapándoseme.

Entiendo muy bien a Kerry y a otros jóvenes a los que he conocido durante mis cursos y quiero decirles que, gracias a la práctica de mindfulness, es posible adaptar los sueños a la vida tal cual es. Me anima decir que, hablando en términos generales, las cosas que actualmente quiero hacer con mi vida son, para mi cuerpo, más beneficiosas que dañinas. ¡Ya ni siquiera *quiero* subir montañas! Eso es algo que, hace 20 años, me parecía un sueño imposible, pero que ha acabado viéndose gradualmente reemplazado por el amor a la meditación y la exploración del mundo interno. Ahora experimento más sentido y plenitud que nunca y puedo vivir de forma sostenible *con* mi cuerpo, en lugar de hacerlo, como antes, *a pesar* de él.

Quizás descubras que, cuando practicas la meditación y eres más consciente de ti, tus aspiraciones y tus valores cambian naturalmente. Es importante que aprendas a escuchar tu propia voz interior. Puedes decidir cambiar tu propia carrera o emprender un *hobby* o decidir, dándote cuenta de que te has alejado de las actividades placenteras de la vida, reavivar viejos intereses. Lo importante es tener el valor de seguir un camino que acomode tu corazón a tu condición física y establecer un estilo de vida realista que favorezca el logro de tus aspiraciones.

## El ciclo expansión-contracción

Lo primero que tienes que hacer es observar algunas tendencias básicas. Una tendencia muy habitual en quienes vivimos con el dolor y la enfermedad consiste en hacer, cuando nos sentimos bien, más cosas de las debidas, lo que intensifica nuestros síntomas. De ese modo, acabamos atrapados, antes de que nos demos cuenta, en un ciclo de hiperactividad hoy y contracción mañana, lo que provoca estragos en nuestra capacidad de llevar una vida normal. Este movimiento pendular se denomina, en el ámbito de la gestión del dolor «ciclo de hiperactividad-infraactividad» o «ciclo explosión-compresión».

Es muy frecuente que, cuando el dolor es intenso, reduzcamos nuestras actividades, acostándonos quizás, y que, cuando nos sintamos bien, nos empeñemos en hacer todas las cosas que no hemos podido hacer y acabemos sumidos en la hiperactividad. Pero como, mientras descansábamos, hemos perdido capacidades, es muy probable que, cuando volvamos a estar activos, tensemos indebidamen-

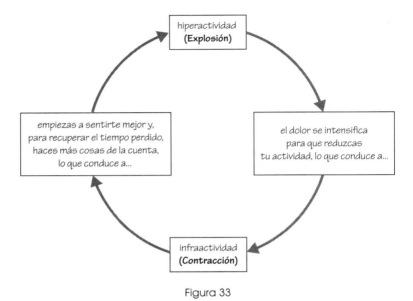

Figura 33

te el cuerpo, lo que genera más dolor. Con el paso del tiempo, esos estallidos de hiperactividad pueden intensificarse y nuestra capacidad deteriorarse: acabar sumidos en el miedo, la ansiedad y la frustración. Este es un ciclo que puede repetirse muchas veces al día o desplegarse a lo largo de días o semanas (en una versión conductual de los dos extremos del «bloqueo» y «desbordamiento» propios del sufrimiento secundario que hemos presentado en el capítulo 3, véase también página 66).

También puedes descubrirte atrapado en tendencias de miedo y evitación. Como estás asustado, evitas las actividades que te provocan dolor e incluso, en ocasiones, toda actividad. Cada vez que entonces tratas de ponerte de nuevo en marcha, el dolor y el miedo empeoran, lo que reduce aún más tu actividad. De ese modo, sin darte cuenta, tu vida acaba limitándose. Odias tu condición –que parece dominar tu vida– y llegas a sentir que pierdes el control. Sé por experiencia lo aterradora que puede llegar a ser esta sensación de impotencia.

## Romper el ciclo

Es esencial, para romper este ciclo y vivir bien, imprimir a tu vida un ritmo o una pauta de actividad estable y sostenible y no perderte en la hiperactividad. Es muy probable que tu enfermedad o problema con el dolor te impongan ciertas limitaciones. La parálisis que afectaba a mis miembros inferiores, por ejemplo, no me permitía correr o caminar como solía y a menudo me obligaba a ir en silla de ruedas. Pero también puedes descubrir, teniendo en cuenta esas limitaciones, tu nivel máximo de actividad y, respetándola, hacerla lo más variada posible. No es necesario correr una maratón, son muchas las cosas que puedes hacer en la vida cotidiana mientras te mueves; y puedes realizar algún que otro ejercicio cardiovascular, como nadar o caminar más deprisa, para aumentar, de ese modo, el ritmo cardiaco. Hay momentos en los que deberás quedarte en cama, pero no alargues innecesariamente ese periodo y recupera lo antes posible tu actividad cotidiana normal.

## Compás o «ritmo»

En Respira Vida Breathworks hemos desarrollado un programa sistemático llamado «Mindfulness a la vida cotidiana» que apela al uso de un diario como apoyo para analizar y aclarar tus tendencias y enseñarte a vivir a un ritmo pausado. Esto significa descansar *antes* de llegar al punto de agotamiento y utilizar un temporizador para recordarte la necesidad de detener regularmente tus actividades. Hemos elaborado un folleto que, dirigiéndote paso a paso a través de un programa pautado, te enseña a desarrollar tus propias estrategias para

------------------------------------------------------------

**BETTY**

Me gusta marcar una pausa cuando estoy haciendo bien las cosas. No siempre quiero hacerla y a veces me parece frustrante, pero lo cierto es que ha transformado mi vida y me ha abierto posibilidades que antes me resultaban inaccesibles, como, por ejemplo, salir de noche, siempre y cuando descanse adecuadamente. Para ello necesité entender el concepto de descansar antes de agotarme. Antes solo descansaba cuando ya no podía más, es decir, cuando estaba a punto del estallido, de modo que me resultaba nuevo hacerlo antes de agotarme. De esa manera, sin embargo, podía abordar fresca la nueva actividad.

------------------------------------------------------------

pausar y aplicar mindfulness a la vida cotidiana que los lectores interesados pueden descargarse en forma de folleto impreso o *ebook* en nuestra web www.respiravida-breathworks.net.

Mientras escribía este libro solo he permanecido ante el ordenador un máximo de 20 minutos, que es el tiempo que puedo estar trabajando antes de que mi dolor se intensifique. Luego me acostaba o reponía fuerzas amablemente durante 15 minutos antes de volver a trabajar frente al ordenador otros 20 minutos. Así he podido trabajar durante horas, algo que, cuando me empeñaba en trabajar una o dos horas de un tirón, me resultaba insoportable y me condenaba a pasar mal el resto del día. Estoy sorprendida de lo mucho que he podido lograr con este enfoque estable y regular.

## Hacer algo agradable en los tiempos de descanso

Es muy posible que, si intercalas pausas en tu actividad, logres mantener un ritmo estable y relajado. Si, por ejemplo, necesitas descansar regularmente, pero te resulta muy difícil detenerte, quizás te sirva, para mantener los planes de pausa, leer varias páginas de un libro o una revista que te gusten. Si no disfrutas de tu tiempo libre, puedes acabar frustrándote y es probable que te empeñes en seguir trabajando cuando lo que necesitas es detenerte. Diane es una gran fan de *Los soprano* y, cuando quiere hacer una pausa en sus actividades en casa, se dedica a ver 10 minutos de un episodio en DVD antes de retomar su trabajo.

Yo he aprendido a disfrutar alternando 20 minutos de trabajo ante el ordenador con 15 minutos acostada mientras leo una novela poco exigente y con un buen argumento. ¡Las novelas de suspense me resultan, en este sentido, muy agradables! De esa manera, puedo volver a asumir fácilmente mi actividad de «descanso» sin sentirme más frustrada. A veces, sin embargo, quiero parar el reloj o ignorarlo cuando me insiste en que deje de trabajar... ¡cosa que hago en ocasiones! Pero, si pierdo la atención y trabajo más de los 20 minutos establecidos, debo pagar siempre el precio de una intensificación de los síntomas. Poco a poco, he ido aceptando que las pausas son realmente el único modo sostenible de mantener, mientras vivo con el dolor, una buena calidad de vida.

Jenny tiene dolor de espalda y ha aprendido a aplicar mindfulness a sus actividades cotidianas:

### JENNY

Me di cuenta de que podía permanecer de pie 10 minutos sin que el dolor aumentase. Si estaba limpiando, ponía la alarma durante 10 minutos, pasados los cuales me dedicaba a hacer otra cosa, quizás acostarme o sentarme, durante varios minutos. Después de otros 10 minutos, dejaba de limpiar y hacía otra cosa. Esto es algo que jamás se me había ocurrido. Daba por sentado que, una vez que empezaba a lavar, debía continuar hasta acabar la tarea. Resultaba revolucionario pensar que podía dejar de hacer algo muchas veces y retomarlo luego.

Rápidamente me di cuenta de que había estado sacando conclusiones equivocadas sobre el aumento o reducción de mi dolor. Sabía que acostarme me hacía sentir mejor, de modo que decidí hacerlo tantas veces como fuera posible. También me di cuenta de que dar un paseo resultaba, a veces, beneficioso, de modo que concluí que debía dar varios paseos. Ninguna estrategia era útil y tuve que aprender a cambiar de actividad con relativa frecuencia. Un paseo de 15 minutos y acostarme 10 minutos funcionaban muy bien, pero descansar más tiempo no hacía sino generar más dolor.

Esto me proporcionó inmediatamente la sensación de tener la posibilidad de hacer algo y dejar de ser una víctima. Y es que, aunque no podía controlar las condiciones externas, sí que podía ser más consciente de las decisiones que tomaba.

Y también aprendí que, para mantener mi dolor dentro de límites razonables, debo acostarme unos 5 minutos cada hora y media. No puedo permanecer más de 20 minutos ante el ordenador, puedo pasear durante una hora, necesito hacer varios movimientos atentos cada día y apenas si puedo sentarme cómodamente en una silla. También me ha sorprendido descubrir que, en un coche, puedo permanecer sentada unas 3 horas, pero, en un tren, no conviene que supere la hora. Debo equilibrar muy cuidadosamente mis actividades. En la vida normal, por ejemplo, necesito más descanso que la mayoría de las personas, pero, en los retiros de meditación (a los que regularmente asisto), necesito estar más activa que la mayoría.

## El espacio de respiración de tres minutos

Otra forma excelente de aplicar mindfulness a la vida cotidiana consiste en el llamado «espacio de respiración de tres minutos». Esta es una pausa en la que, durante tres minutos, dejas de hacer algo. Te sientas tranquilamente en una posición cómoda o, si lo prefieres, permaneces de pie, acostado o adoptas cualquier otra postura que desees. Es una forma extraordinaria de ayudarte a cobrar más conciencia de lo que estás haciendo, del modo en que te sientes, etcétera, y al final suele convertirse en una forma de introducir un espacio de respiración en tus actividades a intervalos regulares durante todo el día. Los lectores interesados pueden acceder a una versión en CD o a un archivo de audio que pueden descargarse del sitio web de Respira Vida Breathworks (véase Apéndice 3).

Lo primero que tienes que hacer es dejar a un lado lo que estés haciendo y quedarte quieto con los ojos cerrados (o quizás entornados). Luego puedes preguntarte: «¿Cómo me siento, en este momento, en mi cuerpo?» y cobrar una conciencia cada vez mayor de las diferentes sensaciones corporales. Permítete experimentar luego los

### JANET

Detenerme me resultó muy difícil. Una meditación de tres minutos es útil para romper el frenesí en el que tan rápidamente se convierte mi vida cotidiana. Como recordar esto puede ser un problema, he aprendido a colocar una alarma que me avise del momento en que debo detenerme. Entonces, me siento en silencio tres minutos y dirijo de nuevo mi atención a la respiración y el cuerpo y me siento mucho más tranquila. Esta es una forma muy sencilla y poderosa de llevar la meditación y la conciencia a la vida cotidiana.

leves movimientos de tu cuerpo provocados por la respiración. Lleva la atención a cualquier lugar en el que adviertas un dolor físico con una actitud bondadosa y permite que la inspiración y la espiración aflojen todos los músculos que se han tensado. Toma conciencia también del modo en que te sientes emocionalmente y de los pensamientos que atraviesan tu mente.

## Mindfulness del comer y del dormir

Es probable, cuando tratas de vivir bien con el dolor y la enfermedad, que soslayes cosas evidentes como comer bien o establecer una rutina regular de sueño. Como no hay meditación que pueda reemplazar tres buenas comidas y un periodo de descanso reparador al día, es importante prestar la atención adecuada, si quieres establecer una condición provechosa para la práctica meditativa, a estas cuestiones.

El dolor y la enfermedad llevan a las personas a perder su trabajo, con la correspondiente pérdida de estructura de su vida cotidiana. Los problemas de salud pueden interrumpir también el sueño, de modo que puedes permanecer despierto hasta muy tarde y sentirte, al día siguiente, agotado y somnoliento. Y, cuando finalmente consigues levantarte, lo primero que haces es tomarte la medicación que, al hacerlo con el estómago vacío, te provoca náuseas. Y, como te sientes enfermo y no puedes llevar a cabo tus ejercicios de estiramientos atentos ni meditar, antes de que te des cuenta de ello, no tardas en caer en una dieta pobre, en la falta de ejercicio y en la falta de motivación para meditar. No es extraño descubrir, en tales casos, que hace mucho que no tomas una comida nutritiva.

Tal vez sea útil, si este es tu caso, establecer rutinas asegurándote, por ejemplo, que desayunas antes de tomarte las pastillas y tratando de dormir durante la noche en lugar de hacerlo durante el día.

## JEREMY

Jeremy se lesionó los nervios del brazo en un espantoso accidente de motocicleta. Padecía un dolor nervioso tan intenso que, cuando acudió a un curso de Respira Vida Breathworks, llevaba años sin poder acostarse a dormir. Tomaba mucha medicación y carecía de toda rutina: se pasaba el día viendo la televisión, permanecía despierto durante la noche y se sentía continuamente agotado, dormía lo que podía mientras estaba sentado en una silla. Empezó a practicar mindfulness e incorporó comidas regulares a su vida cotidiana, incluido el desayuno, que llevaba varios años sin tomar. Cuando finalmente estableció una rutina que incluía el ejercicio regular de la meditación, empezó a sentirse mucho mejor. Al prestar así atención a estas rutinas tan básicas y cotidianas recuperó de nuevo, por vez primera después del accidente, la responsabilidad de su vida.

Quizás esto requiera tiempo, pero puede resultar muy gratificante. Busca, si necesitas guía sobre la dieta o el sueño, la ayuda de un profesional.

## Evitar los baches de la acera

Son muchos los beneficios que puede proporcionarte el hecho de prestar una atención plena a todos los elementos de tu vida cotidiana del modo descrito en este capítulo. Por ello, la conciencia cultivada durante la meditación formal puede influir en tu conducta, mejorando espectacularmente tu calidad de vida. A medida que, durante los pequeños actos de tu vida cotidiana, vayas tomando decisiones

creativas una y otra vez, podrás superar los hábitos inútiles y aprender otros nuevos y más interesantes. Pero esto no sucederá de la noche a la mañana y la práctica estable puede proporcionarte, en este
sentido, grandes resultados.

## Autobiografía en cinco breves capítulos

### Capítulo 1

Bajo por la calle
y caigo en un enorme socavón de la acera.
Me siento perdido... impotente.
No ha sido culpa mía.
Me resulta muy difícil salir de ahí.

### Capítulo 2

Bajo por la misma calle.
Hay un enorme socavón en la acera,
pero, por más que haga como que no lo veo,
vuelvo a caer en él.
No puedo creer que me halle de nuevo en este mismo lugar.
No ha sido culpa mía.
Todavía tardo mucho en salir de ahí.

### Capítulo 3

Bajo por la misma calle.
Hay un enorme socavón en la acera.
Y, aunque ahora *veo* que está ahí,
vuelvo a caer en él... es un hábito.
Mis ojos se han abierto.
Sé dónde estoy

y sé que es culpa *mía*.
Salgo inmediatamente de ahí.

### Capítulo 4

Bajo por la misma calle.
Hay un enorme socavón en la acera.
Lo esquivo.

### Capítulo 5

Bajo por otra calle.

PORTIA NELSON[1]

# 18. Perseverar

*Hora tras hora, día*
*tras día, tratamos*
*de apresar lo Inapresable*
*y de fijar lo Impredecible. Pero las flores*
*se marchitan apenas las tocamos y el hielo*
*se agrieta de pronto bajo nuestros pies. En vano*
*tratamos de descifrar el vuelo de los pájaros que surcan el cielo,*
*de seguir el rastro dejado por los mudos peces en las aguas profundas,*
*de anticipar la sonrisa ganada, la suave*
*recompensa y aun*
*la misma vida. Pero la Vida,*
*como la nieve,*
*se escurre entre nuestros dedos.*
*La Vida*
*no nos pertenece. Nosotros*
*pertenecemos a la Vida. La Vida*
*es el Rey.*

SANGHARAKSHITA[1]

## La vida es el rey

En este libro hemos presentado varias formas de utilizar mindfulness para ayudarte a vivir con la enfermedad. En lugar de limitarte a sobrevivir, puedes apostar conscientemente por la vida. Esto te proporciona una profunda sensación de libertad a medida que tomas la iniciativa tanto de tu mundo interno como de tu mundo externo, dejando de ser una víctima de las circunstancias internas y de los estados mentales y emocionales.

Pero, como afirma el poema de Sangharakshita, en última instancia, *la vida es el rey* e, independientemente de la responsabilidad que asumas y de que trates de establecer rutinas y condiciones de apoyo, jamás podrás controlar todas las circunstancias. Suceden cosas que te arrastran como, por ejemplo, una enfermedad, que te impide meditar o hacer movimientos durante unos cuantos días y, cuando los retomas, descubres que has perdido la forma y el impulso y todo se te antoja una lucha. La muerte de un familiar puede zambullirte en un dolor en el que pierdes la motivación para practicar mindfulness, o puedes tener una caída o un accidente que provoca un estallido de los síntomas, dejándote más inútil que antes. Estas cosas suceden y, en ocasiones, parecen presentarse simultáneamente y puede ser muy difícil recordar todo lo que has aprendido. Por ello te invito a que no renuncies y que, cuando sientas que estás en condiciones, *sigas adelante*. Recuerda que, si quieres avanzar en tu vida, deberás recuperar la iniciativa y dar ahora un paso adelante.

Esta ha sido, para mí, una de las lecciones más importantes que me han dado los 20 años de práctica de mindfulness mientras vivía sumida en el dolor. La enfermedad me ha obligado a atravesar graves contratiempos, ligados tanto al exceso de actividad como a las operaciones a que me he visto sometida, como resultado de lo cual he perdido la forma, he estado demasiado agotada para meditar y me he sentido como una completa principiante, hasta empezar finalmente a salir del pozo en el que había caído. Así fue como, apelando a los principios de la conciencia y las pausas, fui rehabilitándome lentamente y recuperando un nivel estable de funcionamiento. Saber que soy capaz de recuperarme de la incapacidad me proporciona más confianza que el conocimiento que, cuando estoy bien, puedo practicar.

Rachel llevaba varios meses de baja debido al estrés antes de participar en un curso de aprendizaje a distancia de Respira Vida Breathworks. Estos fueron los comentarios que anotó en el foro de nuestra web cuando estaba en condiciones de volver a trabajar:

### RACHEL

En mi entrevista que he tenido esta mañana, le he contado a la enfermera lo mucho que mindfulness me ha ayudado, mientras he estado de baja, a sentir lo que realmente estaba sintiendo, ver cómo reaccionaba y gestionar mi pensamiento. Le he dicho que mis problemas con el colon irritable, el estrés, la hipertensión y el dolor de espalda casi han desaparecido. Desde que comencé el curso de Respira Vida Breathworks, mi estado ha cambiado completamente.

Ahora que estoy más ocupada, no puedo meditar tanto y me descubro cayendo en viejas pautas de pensamiento y de conducta, de modo que esta entrevista constituye un adecuado recordatorio de lo que exacerba mi dolor, el modo en que me afecta y lo que, para mantener mi equilibrio y bienestar, tengo que hacer. ¡Me siento muy bien y quiero seguir estando así!

Mi consejo consiste en dedicar un tiempo a preguntarte qué aspectos de mindfulness encuentras más útiles. ¿Los has incluido

> en tu rutina cotidiana? ¿Estás haciendo algo, si te sientes bien, para seguir estando bien? ¿Y qué apoyos necesitas, si lo contemplas desde cierta distancia, para recuperarte?

Estas son preguntas muy interesantes y necesitarás toda la ayuda que puedas obtener. A lo largo de los últimos años, Harry (véase más adelante) ha subrayado las estrategias que ha descubierto útiles y a las que, cuando las cosas se ponen difíciles, se remite.

Espero que asimiles las prácticas e ideas que he presentado en este libro. Descubre por ti mismo cuáles son especialmente útiles para ti y prepara tu propio «botiquín de primeros auxilios» que te recuerde, cuando tu motivación flaquee, cuáles son tus intenciones. Como necesitas estar preparado para los contratiempos, una parte importante del cultivo de mindfulness consiste en el cultivo de una actitud profunda y ecuánime a todo lo que ocurre y en la decisión de volver una y otra vez a ti, independientemente de lo desalentado que puedas encontrarte. Y si, en este momento, estás bien, es importante, como dice Rachel, preguntarte lo que estás haciendo para *permanecer* bien.

### HARRY

Cuando el dolor estalla, saco mi agenda. En esa agenda he anotado, como si fuese mi propio consejero personal, un plan cuidadoso al que apelar en los momentos difíciles. Ahí tomo nota de todo lo que me ayuda –meditación, ejercicios, técnicas de relajación, cintas de casete y CD, libros, citas inspiradoras y consejos útiles de mis amigos–. Ese es un botiquín que actualizo y modifico de continuo a la luz de la experiencia.

## El viaje continúa

Todas las anécdotas presentadas en este libro proceden de hombres y mujeres como tú y como yo. No son personas especiales, como tampoco lo soy yo. Todos tratamos, del mejor modo posible, de seguir el camino de la conciencia y de convertirnos en personas más vivas y plenas. Esto es algo que tú también puedes hacer, porque nunca habrá mejor momento para ello que ahora. La práctica de mindfulness jamás concluye, es una forma de vida y te invito a abrirte amablemente al poder transformador de la conciencia de la respiración, del movimiento consciente y de la meditación. Aprenderás un secreto a voces, el milagro de mindfulness, que te ayudará a despertar a la vida tal cual es y a vivir bien, en todos los momentos, con la mayor dignidad y paz interior que te permitan tus circunstancias. ¿A qué estás esperando?

# Apéndice 1: Programa de práctica

En este libro presentamos seis elementos clave del programa de mindfulness:

1. Conciencia de la respiración
2. Movimiento consciente
3. Escáner corporal
4. Mindfulness a la respiración
5. Conciencia bondadosa
6. Mindfulness en la vida cotidiana

Te recomiendo que incluyas en tu vida, de manera equilibrada y coherente, todos estos elementos. Inevitablemente, algunos te servirán más que otros, pero es importante que te familiarices con todos ellos. Estos son los métodos que enseñamos, en un programa de ocho semanas, en los cursos organizados por Respira Vida Breathworks. Si utilizas este libro descubrirás tu propio ritmo, ejercitando durante varias semanas cada una de las prácticas y meditando, al menos, seis de los siete días de la semana. Lo fundamental consiste en perseverar en la práctica pese a los altibajos que la vida inevitablemente te deparará.

Programa sugerido

Indagación de la respiración: 2 semanas
Escáner corporal: 2 semanas
Mindfulness a la respiración: 2 semanas
Conciencia bondadosa: 2 semanas

Cuando estés preparado, te recomiendo que empieces a practicar a diario el movimiento, si es posible a partir de la segunda semana. Son necesarias dos semanas para aplicar mindfulness a los módulos de la vida cotidiana y requiere del mantenimiento de un diario que luego analices. Incluye esto en tu programa cuando estés en condiciones e integra luego la pausa en tu vida para establecer tu propio ritmo de mindfulness.

Este programa se ve apoyado por CD, ficheros de audio y folletos que puedes descargarte del sitio web de Respira Vida Breathworks: www.breathworks-minfdulness.co.uk. El escáner corporal suele emplearse como meditación guiada y también hay prácticas para acompañar la indagación de la respiración, mindfulness a la respiración y la práctica de la conciencia bondadosa. Los interesados pueden descargarse el programa del movimiento de la atención plena en forma de DVD, CD de audio y folletos del sitio web, y lo mismo ocurre con el ritmo del programa de Respira Vida Breathworks, colmado con diarios e instrucciones completas.

# Apéndice 2: Diarios de acontecimientos agradables y desagradables[1]

Te recomiendo que completes estos diarios como preparación para el aprendizaje de la práctica meditativa de la conciencia bondadosa que hemos presentado en el capítulo 15. Sé consciente, cada día, de un evento agradable y de otro desagradable. Utiliza las preguntas aquí presentadas para centrar tu conciencia en los detalles de la experiencia. A continuación presentamos un ejemplo del modo en que yo he rellenado el diario. Fotocopia el modelo en blanco (presentado a continuación) y complétalo a diario.

| ¿Cuál fue la experiencia? | ¿Eras consciente de los sentimientos <u>mientras</u> ocurrió el acontecimiento? | ¿Cómo sentías tu cuerpo, detalladamente, durante esta experiencia? | ¿Qué estados de ánimo, sentimientos y pensamientos acompañan a este evento? | ¿Aprendiste algo de este ejercicio? |
|---|---|---|---|---|
| **DOMINGO** **Agradable** ☺ *Hablar con un amigo por la mañana* | *Sí y mi estado de ánimo cambió gradualmente durante la conversación* | *Cansada y pesada al empezar, pero cuando mi estado de ánimo cambió, me sentí físicamente más energetizada* | *El entusiasmo de mis amigos por la vida levantó mi estado de ánimo, tornó más positivos mis sentimientos e hizo más incisivos y lúcidos mis pensamientos* | *Resulta fascinante cómo una buena comunicación o el encuentro con alguien puede cambiar mi experiencia física, mental y emocional* |

➤

| ¿Cuál fue la experiencia? | ¿Eras consciente de los sentimientos **mientras** ocurrió el acontecimiento? | ¿Cómo sentías tu cuerpo, detalladamente, durante esta experiencia? | ¿Qué estados de ánimo, sentimientos y pensamientos acompañan a este evento? | ¿Aprendiste algo de este ejercicio? |
|---|---|---|---|---|
| **DOMINGO Desagradable** ☹ Cansada y con dolor de espalda a media tarde mientras estaba trabajando con el ordenador | Sí | Siento la tensión generada por mi alejamiento del dolor, una suerte de resistencia física | Estado de ánimo = bajo Sentimientos = frustración Pensamientos = desesperación y lástima por uno mismo | Contenta de haber identificado lo que sucedía. Saber que puedo cambiar física, mental y emocionalmente la experiencia alejándome de la situación y descansando |
| **LUNES Agradable** ☺ Sentada en el jacuzzi | Sí | Consolada aunque dolorida y calmada | Una sensación verdaderamente placentera. Sentimientos, estados de ánimo y pensamientos felices | ¡Debo tener muy en cuenta esta actividad y recordar lo beneficiosa que es! |
| **LUNES Desagradable** ☹ Una comunicación difícil | Sí | Muy tensa y enfadada. Calor, agitación y mucho dolor de espalda | Me esfuerzo en no reaccionar agresivamente. Siento una gran tensión mental. Pienso que no seré capaz de enfrentarme a la situación | Es evidente el modo en que los estados emocionales difíciles pueden intensificar mi percepción del dolor. Corrobora la importancia de la meditación y de las prácticas de conciencia para ayudarnos a lograr la estabilidad emocional |

| ¿Cuál fue la experiencia? | ¿Eras consciente de los sentimientos mientras ocurrió el acontecimiento? | ¿Cómo sentías tu cuerpo, detalladamente, durante esta experiencia? | ¿Qué estados de ánimo, sentimientos y pensamientos acompañan a este evento? | ¿Aprendiste algo de este ejercicio? |
|---|---|---|---|---|
| Agradable ☺ | | | | |
| Desagradable ☹ | | | | |
| Agradable ☺ | | | | |
| Desagradable ☹ | | | | |

# Apéndice 3: Profundización

## Recursos

Mindfulness y la práctica de meditación son más fáciles de mantener si cuentas con ayuda y apoyos que te resulten cómodos. A continuación presentamos una lista de ítems que pueden serte útiles. Los lectores que vivan en un país hispanohablante pueden establecer contacto con nosotros en el sitio web de Respira Vida Breathworks, en respiravida@gmail.com o en www.respiravida-breathworks.net.

Postura acostada

✧ Puedes comprar alfombras de meditación o de yoga para estar más cómodo

✧ Un cojín de yoga puede aliviar, colocado bajo las rodillas, la presión a la que se somete a la columna

✧ Una almohadilla para ojos puede ayudarte a relajar los ojos

## Si meditas de rodillas

Puedes utilizar cualquiera de los siguientes apoyos:

✧ Cojines de meditación (a veces llamados zafu)

✧ Un banquito de meditación (pequeño banco de madera bajo el cual puedes colocar las piernas)

✧ Bloques de yoga (un buen tamaño son los de 30,5 × 20,5 × 50 cm)

✧ Un cojín de caucho inflado que garantice la estabilidad a la altura correcta colocado sobre los bloques de yoga es una forma excelente de relajar la tensión de la columna y el sacro. Se comercializan con el nombre de «cojín de equilibrio», «balancín» o «cojín de aire».

## Si meditas sentado en una silla

Utiliza una silla ordinaria con el respaldo recto. Puede resultar muy útil colocar un cojín firme debajo de los pies (como, por ejemplo, un cojín de meditación o zafu) y un cojín de equilibrio puede aliviar la presión en el sacro y los isquiones.

## Movimiento consciente

Utiliza, para estar más cómodo, una colchoneta de yoga, una esterilla para hacer ejercicios, una manta doblada o un zabutón [alfombrilla de meditación]. Si tienes problemas con las piernas durante las posturas, puedes utilizar, para ayudarte, un cinturón, una correa de yoga o una bufanda.

Mindfulness en la vida cotidiana

Es útil contar con una alarma que pueda ayudarte a establecer el ritmo de pausa/mindfulness. Para ello servirá cualquier alarma digital, pero lo ideal es encontrar un producto que tenga al menos dos ciclos rotatorios de modo que puedas alternar ciclos de actividad con ciclos de reposo como, por ejemplo, 15 minutos trabajando y 5 minutos acostado o un círculo rotatorio continuo. Los relojes Timex Ironman ofrecen esa posibilidad (llamada «contador de intervalo de tiempo») [que pueden encontrarse también en forma de aplicación para teléfonos inteligentes]. En Respira Vida Breathworks comercializamos una versión vibratoria (en lugar de una alarma audible), que resulta útil para programar meditaciones en situaciones públicas.

## Continuar con la meditación

Cursos Respira Vida Breathworks

Un curso Respira Vida Breathworks es una introducción ideal al material presentado en este libro, con el apoyo y aliento del tutor y otros participantes. Siempre es posible, si no puedes asistir a uno de esos cursos, apuntarte a uno de aprendizaje a distancia con contacto telefónico semanal y/o apoyo del correo electrónico. Invitamos al lector interesado en este punto a visitar el sitio web de Respira Vida Breathworks en www.respiravida-breathworks.net.

Instrucciones y recursos de meditación en línea

www.wildmind.org ofrece un programa completo de instrucciones de meditación y apoyo en línea. El lector interesado encontrará también ahí un amplio abanico de CD y prácticas.

The Clear Vision Trust ha producido un DVD titulado «Meditation for Everyone» accesible en www.meditationforeveryone.co.uk (PAL) y www.meditationforeveryone.com (NTSC).

Cursos a distancia y en línea (en grupo e individual) de mindfulness y compasión en castellano: www.respiravida-breathworks.net

Todos los audios, vídeos y recursos en línea, CD y USB relacionados con este libro y el programa de 8 semanas lo puedes encontrar en www.respiravida-brethworks.net

Recursos y libros sobre mindfulness y la meditación en castellano: www.librosbudistas.com

## Retiros

Un retiro presencial en un entorno agradable es una forma ideal de consolidar el aprendizaje y la práctica en condiciones de apoyo. Yo suelo dirigir retiros en el Reino Unido en Taraloka Women's Buddhist Retreat Center (www.taraloka.org.uk) y en otros lugares del Reino Unido y de todo el mundo. Los lectores interesados en mis programas pueden conectar, para enterarse de ellos, con la oficina de Respira Vida Breathworks (info@breathworks.co.uk) y otros retiros asociados a Respira Vida Breathworks (respiravida@gmail.com).

Puedo recomendar, por mi conocimiento y experiencia personal, las actividades organizadas por los amigos de la Orden Budista Occidental. Los lectores interesados pueden encontrar información sobre los retiros en los centros del Reino Unido asociados a este movimiento en el sitio web www.goingtoretreat.com. También es posible encontrar detalles sobre actividades y clases en otros países en el sitio web www.thewbuddhistcentre.com. Algunos retiros se basan en enseñanzas y prácticas budistas, mientras que otros se centran en el yoga, el tai-chi, el montañismo, la expresión creativa, etcétera.

Otros centros de enseñanza de meditación mindfulness que recomendaría son los siguientes:

Gaia House, West Ogwell, Newton Abbott, Devon TQ12 6EN
www.gaiahouse.co.uk

Insight Meditation Society, 1230 Pleasant Street, Barre, MA 01005, USA www.dharma.org/ims

Spirit Rock, PO Box 909, Woodacre, CA 94973, USA
www.spiritrock.org

Centro Budista Triratna Valencia. Calle Sagunto 97 bajo, 46009, Valencia, España www.budismo-valencia.com

Centro Budista Triratna Barcelona www.budismo-barcelona.com

Otros centros hispanohablantes: www.triratna.es

## Mindfulness y salud

Veamos ahora algunos de los centros del Reino Unido y los Estados Unidos especializados en la enseñanza de la reducción del estrés basada en mindfulness (REBM) y de la terapia cognitiva basada en mindfulness (TCBM):

Centre for Mindfulness Research and Practice, School of Psychology, Dean Street Building, Bangor University, Bangor, North Wales LL57 1UT, UK www.bangor.ac.uk/imscar/mindfulness

Centre for Mindfulness
University of Massachusetts Worcester Campus, 55 Lake Avenue,
North, Worcester, Massachusetts 01655, USA
email: mindfulness@umassmed.edu.
www.umassmed.edu/cfm

Recomendamos a los lectores interesados en el diálogo entre la ciencia moderna y el budismo que visiten la página web del Mind and Life Institute en www.mindandlife.org

Asociación Respira Vida Breathworks: mindfulness y compasión en la salud y la educación.

Formación de formadores: «Profesor de mindfulness Respira Vida Breathworks» para todo el mundo hispanohablante.

www.respiravida-breathworks.net ofrece un programa completo de formación para quienes deseen enseñar cursos de 8 semanas basado en este programa o quieran implementar estas herramientas y enseñanzas en sus intervenciones profesionales.

# Notas

## Cita

Rumi (traducido por Maryam Mafi y Azima Malita Kolin), Hidden Music, HarperCollins (2001), pág. 197.

## Prólogo

1. J. Kabat-Zinn, L. Lipworth, R. Burney y W. Sellers, «Four Year Follow-up of a Meditation Based Programme for the Self-regulation of Chronic Pain: Treatment Outcomes and Compliance», *Clinical Journal of Pain* 2 (1986), págs. 159-173.
2. L. McCracken, J. Gauntlet-Gilbert y K. Vowles, «The Role of Mindfulness in a Contextual Cognitive-behavioural Analysis of Chronic Pain Related Suffering and Disability», *Pain*, vol. 131 (1-2), IASP (septiembre de 2007), págs. 63-69.

## Introducción

1. Steven Levine, *Who Dies?* Gateway (2000).

## 1. Mi viaje al momento presente

1. «Survey of Chronic Pain in Europe: Prevalence, Impact on Daily Life, and Treatment», H. Breivik, B. Collett, V. Ventafidda, R. Cohen y D. Gallacher. *European Journal of Pain*, vol. 10 (2006), págs. 287-333. Esta fue una amplia encuesta basada en entrevistas telefónicas destinada a determinar la prevalencia, gravedad, tratamiento e impacto del dolor crónico en 15 países europeos e Israel.

2. «Pain in America, A Research Report», Gallup Organization for Merck & Co, Inc., Olgilvy Public Relations, 2000.
3. Véanse las páginas 327 y 328 para más información sobre el Center for Mindfulness y otros enfoques basados en mindfulness.
4. Véase también el capítulo 4.

## 2. ¿Qué es el dolor?

1. IASP, «Classification of Chronic Pain», *Pain*, suplemento (1986), pág. 53.
2. Citado en Patrick Wall, *Pain: The Science of Suffering*, Weidenfeld y Nicolson (1999), pág. 29.
3. Michael Bond y Karen Simpson, *Pain: Its Nature And Treatment*, Elsevier (2006), pág. 4.
4. Frances Cole, Helen Macdonald, Catherine Carus y Hazel Howden-Leach, *Overcoming Chronic Pain*, Constable y Robinson (2005), pág. 37. En su página 16, Bond y Simpson (2006) proporcionan una definición alternativa de la International Association for the Study of Pain como dolor agudo (que dura menos de un mes), dolor subagudo (de uno a seis meses) y dolor crónico (seis meses o más).
5. Véase Patrick Wall para tal definición.
6. M.C. Jensen, «Magnetic Resonance Imaging of the Lumbar Spine in People without Back Pain», *New England Journal of Medicine*, vol. 331 (2), (julio de 1994.), págs. 69-73.
7. W.E. Fordyce, D. Lansky, D.A. Calsyn, J.L. Shelton, W.C. Stolov y D.L. Rock, «Pain Measurement and Pain Behavior», *Pain*, vol. 18 (1984), págs. 53-69; A. Gamsa, «The Role of Psychological Factors in Chronic Pain I: A Half Century Of Study», *Pain*, vol. 57 (1), (abril de 1994), págs. 5-15.
8. Patrick Wall, pág. 78.
9. Patrick Wall y Ronald Melzack, *The Challenge of Pain*, Penguin Books (1982), pág. 98.
10. Patrick Wall, pág. 31.

## 3. Las dos flechas

1. Véase, por ejemplo, el trabajo del Mind and Life Institute: www.mindandlife.org.
2. Samyutta Nikaya, 36. 6: Sallatha Sutta, «The Arrow».

## 4. Explorando mindfulness

1. Amy Schmidt, *Dipa Ma: the Life and Legacy of a Buddhist Master*, Bluebridge (2005), pág. 42.

2. «The Satipatthana Sutta» está en Analayo, *Satipatthana: The Direct Path To Realisation*, Windhorse Publications (2003), págs. 3-13, en donde va seguido de un detallado comentario.

3. Jon Kabat-Zinn, *Wherever You Go, There You Are: Mindfulness Meditation In Everyday Life*, Piatkus (2004), pág. 4.

4. Mark Williams, John Teasdale, Zindel Segal y Jon Kabat-Zinn, *The Mindful Way Through Depression: Freeing Yourself From Chronic Unhappiness*, Guildford Press (2007), pág. 48.

5. *Ibíd.*, pág. 5.

6. Pierre Hadot, *Philosophy as a Way of Life*, Blackwell (1995), págs. 84-5.

7. B. Alan Wallace y Shauna L. Shapiro, «Mental Balance and Wellbeing: Building Bridges Between Buddhism and Western Science», *American Psychologist*, vol. 61 (7), American Psychological Association (octubre de 2006), págs. 690-701.

8. Analayo (2003), pág. 58.

9. Analayo (2003) analiza la relación entre la palabra *sati* y la memoria, págs. 46-7.

10. Sangharakshita, *Living With Awareness*, Windhorse Publications (2003), pág. 21.

11. Esto se describe, dentro de la meditación *satipatthana*, como la cualidad de *sampajanna*, traducida de modos diferentes como «mindfulness sobre el propósito», «comprensión clara» o «conocimiento claro». Véase Analayo (2003), pág. 39 y Sangharakshita (2003), pág. 13.

12. Sangharakshita (2003), pág. 23. El simple darse cuenta (*sati*) y la comprensión del propósito o el conocimiento claro (*sampajanna*) aparecen a menudo como un término compuesto en la tradición budista, *satisampajanna*. Son dos palabras cuyo significado es tan próximo que resultan casi intercambiables, aunque todavía no hay, en inglés, una palabra precisa que recoja las cualidades que evocan. «Conciencia» y «conocimiento» son esenciales para conducir a una vida creativa.

13. Sangharakshita (2003), pág. 140.

14. Analayo (2003), pág. 54.

15. Jon Kabat-Zinn, «Mindfulness-Based Interventions in Context: Past, Present, and Future», *Clinical Psychology: Science and Practice*, vol. 10, (2003), pág. 145.

16. Bhikkuni Kusuma, *A Mental Therapy: The Development of the Four Foundations of Mindfulness or Sati Satipatthana in Theravada Buddhist Meditation* (Vipassana), The Corporate Body of the Buddha Educational Foundation, pág. 5.

17. Esto es algo tradicionalmente conocido como las cuatro vías para establecer mindfulness o las cuatro presencias de mindfulness. Véase Analayo (2003), págs. 29-30.

18. Las cuatro dimensiones de mindfulness son *dhammas*. La interpretación que más útil me parece es la que proporciona una perspectiva basada en la verdad desde la que contemplas tu experiencia. Véase Analayo (2003), pág. 183.
19. De *Vajracchedika-prajnaparamita*, «The Diamond Sutra», xxxii. Traducción del doctor Kenneth Saunders, reproducido en *The Diamond Sutra & The Sutra of Hui-neng*, traducido por A.F. Price y Wong Mou-lam, Shambhala Publications (1969), pág. 530.
20. Esta es otra forma de ver los *dhammas*. El principio de condicionalidad, que afirma que todas las cosas aparecen y desaparecen dependiendo de causas y condiciones, significa que puedes dirigir gradualmente tu vida hacia el bien.
21. Jeffrey Hopkins, *Cultivating Compassion*, Broadway Books (2001), pág. 32.
22. Rainer Maria Rilke (traducido por Stephen Mitchell), *Ahead of All Parting: The Selected Poetry and Prose of Rainer Maria Rilke*, Modern Library (1995) «The Dove That Ventured Outside».
23. Esta es una imagen que aparece en un texto budista llamado *The Avatamsaka Sutra*. Véase también Francis H. Cook, *Hua-Yen Buddhism: The Jewel Net of Indra*, Pennsylvania State University (1977).

## 5. El modelo de cinco pasos de mindfulness

1. Coleman Banks (traductor), *Rumi: Selected Poems*, Penguin (1995), pág. 22.
2. Charlotte Joko Beck, *Everyday Zen*, Thorsons (1989), pág. 47.
3. Jon Kabat-Zinn, *Full Catastrophe Living* (2004), pág. 264.

## 6. Sanación, totalidad y cura

1. *Ahead of all the Parting: The Selected Poetry and Prose of Rainer Maria Rilke*, traducido por Stephen Mitchell, Modern Library (1995), pág. 91.
2. Véase Jon Kabat-Zinn (2004), págs. 162-3.
3. Jon Kabat-Zinn, (2004), pág. 168.
4. Stephen Levine, *Healing into Life and Death*, Gateway Publications (1987).
5. Ella subraya la negación, el enfado, la negociación, la depresión y la aceptación. Elisabeth Kubler-Ross, *On Death and Dying*, Simon and Schuster (1997).
6. Matthew Sandford, *Waking: A Memoir Of Trauma And Transcendence*, Rodale Publications (2006) págs. 127-128.
7. *Ibíd.*, pág. 128.
8. *Ibíd.*, pág. 127.

9. *Ibíd.,* págs. 193, 194, 199.
10. *Ibíd.,* pág. 198.
11. *Ibíd.,* pág. 182.
12. «Wild Geese», de *Dream Work*, de Mary Oliver. Copyright 1986 de Mary Oliver. Reproducido con permiso de Grove/Atlantic, Inc.

## 7. La respiración

1. Rumi (traducido por Coleman Barks), de «The Turn: Dance in Your Blood», *The Essential Rumi*, Castle (1998), pág. 267.
2. James Joyce, *Dubliners*, Penguin Modern Classics (2000).
3. Jon Kabat-Zinn, *Coming to Our Senses*, Piatkus (2005), pág. 276.
4. Gavin Burt, «It's Your Move», *Talkback Magazine*, Backcare, otoño de 2007, pág. 15.
5. Véase también Donna Farhi (1996).
6. Los lectores interesados en formas más habituales de inhibir la respiración, pueden ver Donna Farhi (1996), pág. 98.
7. Donna Farhi (1996), pág. 98.
8. Mu Soeng (traducido por Stanley Lombardo), *Trust in Mind*, Wisdom Publications (2004), pág. 142.
9. Véase, para más cualidades de la respiración óptima, Donna Farhi (1996), págs. 45-6.

## 8. El movimiento consciente

1. Coleman Barks (traductor), *Rumi: Selected Poems*, Penguin (1995) pág. 174.
2. Ruth Dickstein y Judith E. Deutsch, «Motor Imagery in Physical Therapist Practice», *Physical Therapy*, vol. 87, n.º 7, American Physical Therapy Association, julio de 2007, págs. 942-53.

## 9. ¿Qué es la meditación?

1. Ruth A Baer. «Mindfulness Training As a Clinical Intervention: A Conceptual and Empirical Review», *Clinical Psychology: Science and Practice*, Vol. 10 (2), American Psychological Association (2003), págs. 125-43.
2. Vidyamala Burch, Gary Hennessey y Sona Fricker, «The Breathworks Self-Management Mindfulness-Based Pain Management Programme: Measuring its Effecti-

veness using Qualitative and Quantitative Research – A Service Evaluation», www. respiravida-breathworks.net, 2006.

3. Paul Grossman, Ludger Niemann, Stefan Schmidt y Harald Walach, «Mindfulness-Based Stress Reduction And Health Benefits: A Meta- Analysis», *Journal of Psychosomatic Research*, vol. 57 (1), Elsevier (2004), págs. 35-43.
4. K. Proulx, «Integrating Mindfulness-Based Stress Reduction», *Holistic Nursing Practice*, vol. 17 (4), Kathleen Phelan Publications (2003), págs. 201-8.
5. «The Effectiveness of Meditation Techniques to Reduce Blood Pressure Levels: A Meta-analysis», *Dissertation Abstracts International* 47, nº 11-B (1987) 4639.
6. Richard Davidson, Jon Kabat-Zinn, Jessica Schumacher, *et al.*, «Alterations In Brain And Immune Function Produced By Mindfulness Meditation», *Psychosomatic Medicine*, vol. 65 (4), American Psychosomatic Society (2003) págs. 564-70.
7. The National Institutes of Health, «Alternative Medicine: Expanding Medical Horizons», *A Report to the National Institutes of Health on Alternative Medical Systems and Practices in the United States*, NIH Publication n.º 94-066 (1994).
8. Hay traducciones de términos de la tradición budista de la enseñanza de la meditación budista especialmente asociadas a Chih-i, maestro de meditación del siglo VI. Los términos que traducen *samatha* y *vipassana* son «detenerse» y «ver», respectivamente.

## 10. Actitudes útiles

1. David Whyte, *Where Many Rivers Meet*, Many Rivers Press (1990), pág. 2.
2. Larry Rosenberg, *Breath by Breath*, Shambhala Publications (1998), pág. 33.
3. Adaptado de *Opening the Hand of Thought*, Kosho Uchiyama, Wisdom Publications (2005), pág. 54.
4. Monty Roberts, *The Man Who Listens To Horses*, Arrow (1997).
5. Sayadaw U. Tejanaya, «The Wise Investigator», *Tricycle: The Buddhist Review*, invierno de 2001, pág. 44.
6. Shunryu Suzuki, *Zen Mind, Beginners' Mind*, Weatherhill (1973), epígrafe.

## 11. Meditar con el dolor

1. Rumi (traducido por Maryam Mafi y Azima Melita Kolin), *Hidden Music* (2001), pág. 90.

## 13. El escáner corporal

1. De Rainer Maria Rilke (traducido por Anita Barrows y Joanna Macy), *Rilke's Book of Hours: Love Poems to God*, Riverhead (1996), pág. 171.
2. Suzuki (1973), pág. 46.
3. William Hart, *Vipassana Meditation*, Harper Collins (1987), pág. 91.

## 14. Mindfulness a la respiración

1. Analayo, *Satipatthana: The Direct Path To Realisation*, Windhorse Publications (2003).

## 15. Una conciencia amable

1. *Sutta Nipata* 1. 8: The Karaniya Metta Sutta, «bondad amorosa».
2. Collins *English Dictionary*.
3. Conferencia sobre enfoques basados en mindfulness, University of Wales, Bangor (verano de 2006).

## 16. La gestión de los pensamientos y de las emociones

1. Zinden Segal, Mark Williams y John Teasdale, *Mindfulness-Based Cognitive Therapy for Depression: A New Approach for Preventing Relapse*, Guildford Press (2002), pág. 244.
2. Spencer Smith y Steven Hayes, *Get Out of Your Mind and Into Your Life*, New Harbinger Publications (2005), pág.66. De ese libro también procede la frase «mirar los pensamientos en lugar de mirar desde ellos».
3. Expresión utilizada por Jon Kabat-Zinn (2004), pág. 68.
4. Spencer Smith y Steven Hayes (2005), págs. 32 y 66.
5. Segal, Williams y Teasdale (2002), pág. 250, para esta y las siguientes imágenes.
6. El Buda fue quien primero utilizó estas imágenes. Bhikkhu Bodhi, *The Connected Discourses of the Buddha: A Translation of the Samyutta Nikaya*, Wisdom Publications (2000), págs. 1611-13.
7. Jeffrey Hopkins (2001), pág. 13.

## 17. Mindfulness en la vida cotidiana

1. Portia Nelson, *There's a Hole in My Sidewalk*, Beyond Words Publishing (1993).

## 18. Perseverar

1. Sangharakshita, *Complete Poems*, Windhorse Publications (1995), pág. 285.

## Apéndice 2

1. Adaptado de Jon Kabat-Zinn, *Full Catastrophe Living*, Pitakus (2004), pág. 446-447.

# Lecturas adicionales

## Meditación y mindfulness

Analayo, Satipatthana, *The Direct Path To Realisation*, Windhorse Publications, 2003.

Bodhipaksa, Wildmind, *A Step-by-step Guide to Meditation*, Windhorse Publications, 2007.

Hart W., *Vipassana Meditation: The Art of Living as Taught by S.N. Goenka*, HarperCollins, 1987. [Versión en castellano: *La vipassana.* Madrid: Editorial Edaf, 1994.]

Kabat-Zinn J., *Wherever You Go, There You Are: Mindfulness Meditation In Everyday Life*, Piatkus, 2004. [Versión en castellano: *Mindfulness en la vida cotidiana: dónde quieras que vayas, ahí estás.* Barcelona: Ediciones Paidós Ibérica, 2009.]

Kamalashila, *Meditation: Buddhist Way of Tranquillity and Insight*, Windhorse Publications, 2003.

Paramananda, *Change Your Mind*, Windhorse Publications, 1996. [Versión en castellano: *Cambie su mente.* Valencia: Fundación Tres Joyas, 1997.]

Rosenberg L, *Breath by Breath*, Thorsons, 1998. [Versión en castellano: *Aliento tras aliento: la práctica liberadora de la meditación vipassana.* San Sebastián: Ediciones Imagina, 2005.]

Sangharakshita, *Living With Awareness*, Windhorse Publications, 2003.

## Budismo

Beck C.J., *Everyday Zen*, Thorsons, 1989. [Versión en castellano: *Zen día a día: el comienzo, la práctica y la vida diaria.* Madrid: Gaia Ediciones, 2012.]

—, *Nothing Special: Living Zen*, HarperSanFrancisco, 1995. [Versión en castellano: *La vida tal como es: enseñanzas zen.* Madrid: Gaia Ediciones, 2008.]

Bodhi, *In the Buddha's Words: An Anthology of Discourses from the Pali Canon*, Wisdom Publications, 2005.

Hopkins J., *Cultivating Compassion*, Broadway Books, 2001.

Kulananda, *Principles of Buddhism*, Windhorse Publications, 2006.

Nanamoli, *The Life of the Buddha According to the Pali Canon*, Buddhist Publication Society, 1972.

Salzberg S., *A Heart as Wide as The World*, Shambhala Publications, 1997. [Versión en castellano: *El corazón del mundo*. Barcelona: Ediciones Oniro, 1999.]

Sangharakshita, *A Guide to the Buddhist Path*, Windhorse Publications, 2006.

—, *The Three Jewels: The Central Ideals of Buddhism*, Windhorse Publications, 1998.

—, *What Is the Dharma? The Essential Teachings of the Buddha*, Windhorse Publications, 2007.

—, *What Is the Sangha? The Nature of Spiritual Community*, Windhorse Publications, 2001.

—, *Who Is the Buddha*? Windhorse Publications, 2002. [Versión en castellano: *¿Quién es el Buda?* Valencia: Fundación Tres Joyas, 1994.]

Schmidt A., *Dipa Ma: the Life and Legacy of a Buddhist Master*, Bluebridge, 2005.

Sogyal Rimpoche, *The Tibetan Book of Living and Dying: A Spiritual Classic from One of the Foremost Interpreters of Tibetan Buddhism to the West*, Rider & Co., 2002. [Versión en castellano: *El libro tibetano de la vida y la muerte*. Barcelona: Ediciones Urano, 1994.]

Suzuki S., *Zen Mind, Beginners' Mind*, Weatherhill, 1973. [Versión en castellano: *Mente zen, mente de principiante*. Buenos Aires: Editorial Estaciones, 1987.]

Thich Nhat Hanh, *The Miracle of Mindfulness*, Rider, 2008. [Versión en castellano: *Cómo lograr el milagro de vivir despierto*. Barcelona: Edicions Cedel, 1995.]

Vajragupta, *Buddhism: Tools for Living Your Life*, Windhorse Publications, 2007.

## Salud

Bertherat T. y Bernstein C., *The Body Has its Reasons*, Healing Arts Press, 1989. [Versión en castellano: *El cuerpo tiene sus razones*. Barcelona: Ediciones Paidós Ibérica, 2004.]

Dahl J. y Lundgren T., *Living Beyond Your Pain*, New Harbinger Publications, 2006.

Farhi D., *The Breathing Book*, Henry Holt & Company, 1996.

Kabat-Zinn J., *Full Catastrophe Living*, Piatkus, 2004. [Versión en castellano: *Vivir con plenitud las crisis*. Barcelona: Editorial Kairós, 2004.]

—, *Coming to Our Senses*, Piatkus Books, 2005. [Versión en castellano: *La práctica de la atención plena*. Barcelona: Editorial Kairós, 2007.]

Klein A., *Chronic Pain: The Complete Guide to Relief*, Carroll & Graf Publishing, 2001.

Kubler-Ross E., *On Death and Dying*, Simon and Schuster, 1997. [Versión en castellano: *Sobre la muerte y los moribundos*. Barcelona: Editorial Grijalbo, 1974.]

Levine S., *Who Dies?*, Gateway, 2000. [Versión en castellano: *¿Quién muere?* Buenos Aires: Editorial Errepar, 1993.]

—, *Healing into Life and Death*, Gateway Publications, 1989. [Versión en castellano: *Sanar en la vida y en la muerte.* Madrid: Los Libros del Comienzo, 1996.]

Santorelli S., *Heal Thy Self: Lessons on Mindfulness in Medicine*, Three Rivers Press, 2000.

Segal Z., Williams M. y Teasdale J., *Mindfulness-Based Cognitive Therapy for Depression: A New Approach for Preventing Relapse*, Guildford Press, 2002. [Versión en castellano: *Terapia cognitiva de la depresión basada en la conciencia plena.* Bilbao: Editorial Desclée de Brouwer, 2006.]

Smith S. y Hayes S., *Get Out of Your Mind and Into Your Life: The New Acceptance and Commitment Therapy*, New Harbinger Publications, 2005.

Williams M., Segal Z., Teasdale J. & Kabat-Zinn J., *The Mindful Way Through Depression: Freeing Yourself From Chronic Unhappiness*, Guildford Press, 2007. [Versión en castellano: *Vencer la depresión.* Barcelona: Ediciones Paidós Ibérica, 2010.]

## Relatos sobe gestión de los problemas de la salud mediante la atención o la meditación

Bedard J., *Lotus in the Fire: The Healing Power of Zen*, Shambhala Publications, 1999.

Boucher S., *Hidden Spring: A Buddhist Woman Confronts Cancer*, Wisdom Publications, 2000.

Cohen D., *Turning Suffering Inside Out: A Zen Approach to Living with Physical and Emotional Pain*, Shambhala Publications, 2003.

Rosenbaum E., *Here For Now: Living Well with Cancer Through Mindfulness*, Satya House Publications, 2007.

Sadler J., *Pain Relief Without Drugs*, Healing Arts Press, 2007.

Sandford M., *Waking: A Memoir Of Trauma And Transcendence,* Rodale Publications, 2006.

Shone N., *Coping Successfully with Pain*, Sheldon Press, 1995.

## Dolor

Bond M. y Simpson K., *Pain: Its Nature And Treatment*, Elsevier, 2006.

Cole F., Macdonald H., Carus C. y Howden-Leach H., *Overcoming Chronic Pain*, Constable & Robinson, 2005.

Nicholas M., Molloy A., Tonkin L. y Beeston L., *Manage Your Pain*, Souvenir Press, 2003.

Padfield D., *Perceptions of Pain*, Dewi Lewis Publications, 2003.
Wall P. y Melzack R., *The Challenge of Pain*, Penguin Books, 1982.
Wall P., *Pain: the Science of Suffering*, Weidenfeld & Nicolson, 1999.


**Poesía**

Oliver M., *New and Selected Poems*, Beacon Press, 1992.
Rilke R.M. (traducido por Stephen Mitchell), *Ahead of All Parting: The Selected Poetry and Prose of Rainer Maria Rilke*, Modern Library, 1995.
— (traducido por Barrows A. y Macy J.), *Rilke's Book of Hours: Love Poems to God*, Riverhead, 2005.
Rumi (traducido por Coleman Barks), *Rumi: Selected Poems*, Penguin, 1995.
— (traducido por Coleman Barks), *The Essential Rumi*, Castle, 1998.
— (traducido por Mafi M. y Kolin A.M.), *Hidden Music*, Thorsons, 2001.
Ryokan (traducido por Peter Haskel y Ryuichi Abe), *Great Fool: Zen Master Ryokan – Poems, Letters, and Other Writings*, University of Hawaii Press, 1996.
— (traducido por John Stevens), *One Robe, One Bowl*, Weatherhill Press, 1997. Sangharakshita, *Complete Poems*, Windhorse Publications, 1995.
Whyte D., *Where Many Rivers Meet*, Many Rivers Press, 1990.


**Otros**

Hadot P., *Philosophy as a Way of Life*, Blackwell, 1995. [Versión en castellano: *La filosofía como forma de vida.* Barcelona: Ediciones Alpha Decay, 2009.]
Nelson P., *There's a Hole in My Sidewalk*, Beyond Words Publishing, 1994.
Roberts M., *The Man Who Listens To Horses*, Arrow Books, 1997. [Versión en castellano: *El hombre que escucha a los caballos.* Madrid: Ediciones Tutor, 2002.]

# Índice

editorial **K**airós

Puede recibir información sobre nuestros
libros y colecciones o hacer comentarios
acerca de nuestras temáticas en

**www.editorialkairos.com**

Numancia, 117-121 • 08029 Barcelona • **España**
tel +34 934 949 490 • info@editorialkairos.com